Christoph Newiger

Osteopathie

GOLDMANN
Lesen erleben

Buch

Osteopathie – das ist eine ganzheitliche Heilmethode im Aufwärtstrend. Kein Wunder: Sie ist schmerzfrei, frei von Nebenwirkungen und unterstützt den Körper in seiner Selbstheilung. Besonders wirksam ist Osteopathie bei Kopf- und Rückenschmerzen. Auch Verdauungsprobleme und funktionelle Beschwerden, bei denen die Schulmedizin ratlos ist, lassen sich mit ihrer Hilfe lindern. Das Besondere dabei: Ohne Medikamente und Instrumente wirkt die Osteopathie allein über sanfte Berührungen. Mit seinen Händen erspürt der Therapeut tiefgreifende Blockaden und Verspannungen – und löst sie auf. Sie wollen wissen, was eine Therapie kostet und woran Sie einen qualifizierten Osteopathen erkennen? Hier finden Sie zuverlässige Kriterien. Besonders praktisch: In einem Überblick finden Sie die häufigsten Beschwerden und wie die Osteopathie dabei vorgeht. Entdecken Sie die Erfolgsmethode – sanfte Hilfe bei vielen Beschwerden!

Autor

Christoph Newiger, Jahrgang 1963, arbeitet als Medizinjournalist und Sachbuchautor, war neun Jahre lang Redakteur einer komplementärmedizinischen Fachzeitschrift und ist seit 2011 Mitherausgeber der Zeitschrift *Osteopathische Medizin* im Elsevier Verlag. Außerdem betreibt er die Website Osteokompass.de, auf der man alle Informationen zu den zahlreichen osteopathischen Institutionen und ihrem Angebot erhält.

Christoph Newiger

Osteopathie

Sanftes Heilen mit den Händen

Empfohlen vom Verband der Osteopathen Deutschland e. V.

GOLDMANN

Danke, Johanna, für dein wertvolles Mitwirken.

MIX
Papier aus verantwortungsvollen Quellen
FSC® C014496

Verlagsgruppe Random House FSC® N001967

1. Auflage
Vollständige Taschenbuchausgabe Juli 2019
Wilhelm Goldmann Verlag, München,
in der Verlagsgruppe Random House GmbH,
Neumarkter Str. 28, 81673 München

Umschlag: Uno Werbeagentur, München
Umschlagmotiv: gettyimages/© Rick Gomez (Frau),
gettyimages/© Westend61 (Handtuch)
Satz: Uhl + Massopust, Aalen
Druck und Bindung: GGP Media GmbH, Pößneck
Printed in Germany
KW · Herstellung: IH
ISBN 978-3-442-17788-2
www.goldmann-verlag.de

Besuchen Sie den Goldmann Verlag im Netz:

Inhalt

Vorworte 8

Grundlagen 13

Osteopathie – eine sanfte Heilkunst 14

Leben ist Bewegung 14

Andrew Taylor Still und die Geschichte der Osteopathie 19

Den Selbstheilungskräften helfen 26

Die vier Säulen der Osteopathie 26

Gefäßsysteme und Leitungsbahnen 27

Die Bedeutung von Funktion und Struktur 32

Die Selbstheilungskräfte des Körpers 36

Der Mensch als untrennbare Einheit 40

Die Teile kennen, um das Ganze zu heilen 44

Der Bewegungsapparat 44

Die inneren Organe 50

Der Schädel 55

Die Wirbelsäule 63

Die Embryonalentwicklung 71
Der Weg des Krankwerdens 74
Gesund sein heißt ausgleichen 75
Die osteopathische Verletzung 80
Solange der Körper kompensieren kann 85
Wenn der Körper überfordert wird 89

Methoden 93

Beim Osteopathen in guten Händen 94
Zu Beginn: die Krankheitsgeschichte 94
Behandeln wörtlich genommen: die manuelle Untersuchung 98
Primäre und sekundäre Ursachen erkennen 106
Mit den Händen die natürliche Beweglichkeit wiederherstellen 110
Wie lange dauert eine Behandlung? 123

Anwendungen 127

Wo die Osteopathie helfen kann 128
Schrei- und Spuckkinder 128
Schiefhals 133
Zahnregulierung 137
Asthma 140
Skoliose 144
Unterleibsbeschwerden bei Frauen 148
Schwangerschaft und Wochenbett 152

Kopfschmerzen 157

Kreuzschmerzen 163

Schulter- und Nackenprobleme 171

Folgen von Autounfällen 176

Narben 182

Verdauungsprobleme 189

Hepatitis 198

Rheumatismus 202

Osteopathie als begleitende Therapieform 208

Wann Osteopathie helfen kann – und wann nicht 219

Wann die Schulmedizin an Grenzen stößt 219

Die Möglichkeiten der Osteopathie 225

Warum die Osteopathie nicht immer helfen kann 231

Nützliche Hinweise 235

Weiterführende Informationen und Adressen 236

Nicht ganz einfach: die Rechtslage 237

Wie beurteilt die Schulmedizin die Osteopathie? 240

Was kostet eine osteopathische Behandlung? 245

Wie findet man einen guten Osteopathen? 248

Qualitätskriterien bei der Behandlung 255

Osteopathie von A–Z 258

Stichwortverzeichnis 290

Vorwort 1

»Osteopathie: Sanftes Heilen mit den Händen« nennt Christoph Newiger sein Buch über eine manuell-therapeutische Methode. Im Vorwort zur ersten Auflage schrieb ich noch von einer Therapie, die in Deutschland wenig bekannt ist, während sie in anderen Ländern, vor allem in den Vereinigten Staaten, gefolgt von England, Frankreich sowie in einigen Benelux-Staaten, fester Bestandteil der Medizin ist und sich wegen ihrer Erfolge großer Akzeptanz erfreut. Dort wurde diese Methode von Therapeuten ausgeübt, die eine sehr gründliche, wissenschaftlich orientierte Ausbildung erhalten haben und z. T. Ärzten gleichgestellt sind.

Nun, etliche Jahre und drei Auflagen später kann man feststellen, dass bei uns die Osteopathie wegen ihrer Erfolge bei der Behandlung funktionell bedingter Störungen von Organsystemen ebenfalls zu einem festen Bestandteil der medizinischen Versorgung geworden ist. Die Ausbildung zum Osteopathen erfolgt in Deutschland in speziellen Akademien, in denen Angehörige medizinischer Heilberufe in einer mehrjährigen fachlich umfassenden Aus- und Weiterbildung theoretisch und praktisch auf ihre Tätigkeit vorbereitet werden.

In der Ausbildung zum Osteopathen nimmt neben anderen Fächern eine gründliche und umfangreiche Auseinandersetzung mit der Anatomie des Menschen, seines Stütz- und

Bewegungsapparates unter Berücksichtigung der Hüllstrukturen des Zentralnervensystems sowie seiner Brust- und Baucheingeweide einen breiten Raum ein. Gerade diese Strukturen sind es, die der Therapeut mit seinen Händen ertastet, um deren Funktionszustand zu beurteilen. Wenn erforderlich, werden sie mit subtilen manuellen Techniken behandelt. Hierdurch wird in der betroffenen Region über Mobilisation die Potenz eines Organsystems zur Selbstheilung stimuliert.

Christoph Newiger hat sein Buch so angelegt, dass der interessierte Leser in Grundzügen die Bedeutung der Anatomie der Organsysteme für die Osteopathie erkennen kann. Hierauf bauen die nachfolgenden Kapitel auf, die dem Leser ein Verständnis für die Möglichkeiten einer funktionell begründbaren Therapie eröffnen, aber auch deren Grenzen andeuten.

Univ.-Prof. Dr. rer. nat. med. habil. Rainer Breul
Anatomische Anstalt
Ludwig-Maximilians-Universität München

Vorwort 2

Seit Veröffentlichung der ersten Ausgabe von Christoph Newigers »Osteopathie: Sanftes Heilen mit den Händen« hat der Bekanntheitsgrad der Osteopathie in den deutschsprachigen Ländern erheblich zugenommen. So ist die Nachfrage nach einer überarbeiteten und erweiterten Auflage die logische Konsequenz, um eine verbesserte, kontinuierliche Information für die immer größere, interessierte Patientenzahl zu gewährleisten.

Osteopathie versteht sich mehr und mehr auch als präventive Medizin. Das zeigt sich besonders im Bereich der Kinderheilkunde, pränatal sowie postnatal und in der Schwangerschaftsbegleitung.

Dieses Buch vermittelt in einer ausgewählt verständlichen Sprache für Laien, Therapeuten sowie interessierte Ärzte ein fachlich gutes, abgerundetes Verständigungsspektrum, ohne dabei kritische Anmerkungen zu vernachlässigen.

Als größte Berufsvereinigung in Deutschland empfehlen wir diese Lektüre sowohl Patienten, Krankenkassenvertretern, Gutachterstellen und medizinischen Diensten. So fehlt dieser Hinweis in keinem Printartikel bzw. als Referenz nach TV-Sendungen.

Für die Zukunft ist es unabdingbar, dass in erster Linie die europäischen Verbraucherschutznormen erfüllt werden, sodass der suchende Patient einen qualifizierten, langjährig ausgebildeten Osteopathen vermittelt bekommt. Nur wenn allgemein gültige Ausbildungsrichtlinien definiert und angewandt werden, hat die Osteopathie als autonome Medizin eine Chance.

Wir danken Christoph Newiger auf diesem Weg für seine große Unterstützung, die er dem Verband in den letzten Jahren zukommen ließ und lässt und wünschen allen Lesern, dass sie auf diesem Wege der Osteopathie näher gebracht werden.

Marina Ch. Fuhrmann D. O. M. R. O.
Präsidentin des Verbandes der
Osteopathen Deutschland e. V.

1
Grundlagen

Osteopathie – eine sanfte Heilkunst

Die Osteopathie entstand vor über 120 Jahren in Amerika. Andrew Taylor Still, ein Arzt, hat die Prinzipien der Osteopathie entdeckt und damit eine neue Medizin begründet. Seitdem hat sich die Osteopathie rasant weiterentwickelt und verzeichnet größte Zuwachsraten. Ihr Ansatz: Leben zeigt sich in Form von Bewegung. Wo Bewegung verhindert wird, macht sich Krankheit breit. Die Osteopathie kann Bewegungseinschränkungen aufspüren und lösen.

Leben ist Bewegung

Versuchen wir einmal, uns der vielen Bewegungen bewusst zu werden, die unser Körper ständig ausführt. Wir können unseren Kopf drehen, die Hand heben, ein Bein über das andere schlagen. Das sind Bewegungen, die wir willentlich steuern.

Wir schlucken nicht nur, wenn wir essen oder trinken, sondern kontinuierlich. Unsere Augenlider schließen sich für einen kurzen Moment, benetzen die Augäpfel mit Tränenflüssigkeit, immer und immer wieder. Wir atmen und führen dabei Tag für Tag an die 20 000 Atembewegungen durch. Unser Herzmuskel versorgt über die Blutgefäße jede einzelne Zelle unseres Körpers mit sauerstoffreichem Blut und schlägt dabei etwa 100 000-mal am Tag. Dies sind alles Bewegungen, die unbewusst geschehen, auf die wir keinen willentlichen Einfluss haben.

Bewegungsketten

Dabei geschehen diese Bewegungen, ob willentlich oder vegetativ, kaum vereinzelt, sondern eine Bewegung löst die andere aus, gemeinsam bilden sie ganze Bewegungsketten. So funktionieren die Verdauungsorgane nicht einzeln, sondern immer in einem Zusammenspiel, und so kann etwa die Lunge den Körper nur mit Sauerstoff versorgen, weil der Herzmuskel ständig sauerstoffarmes Blut in die Lungenbläschen pumpt. Selbst wenn wir beim Gehen nur den Fuß heben, setzen wir damit eine Muskelkette in Bewegung, die vom Fuß bis zu den Schultern reicht. Wenn jedoch z. B. äußere Einflüsse einen der beteiligten Körperbereiche in seiner Bewegung einschränken, kann dieser nicht mehr seine normale Funktion ausüben. Die Auswirkungen reichen dann bis in das letzte Glied der Bewegungskette.

Die Bedeutung von Bewegung für die Osteopathie

So nähern wir uns dem Konzept der Osteopathie – jener ganzheitlichen Behandlungsform, die der amerikanische Arzt Andrew Taylor Still vor über 120 Jahren entdeckt und entwickelt hat. Die Osteopathie weiß um die Bewegungen im menschlichen Körper, im Kleinen wie im Großen, kennt ihre Zusammenhänge. Ob Knochen, Muskeln oder Verdauungsorgan, jeder Bereich des menschlichen Körpers ist – abhängig von seiner Struktur – ständig in Bewegung, kann nur so funktionieren. Deshalb ist in der Osteopathie die Struktur so wichtig. Sie bestimmt die Funktion, die ihrerseits einen großen Einfluss auf die Struktur hat. Struktur und Funktion bedingen sich wechselseitig.

Doch Muskeln, Knochen oder andere Bereiche können nicht funktionieren, wenn sie nicht kontinuierlich versorgt werden. Mit Sauerstoff, Nährstoffen und Hormonen über die Blutbahnen, mit reinigender Lymphe über die Lymphgefäße, mit steuernden Impulsen über die Nervenbahnen. Deshalb spielen in der Osteopathie die Gefäßsysteme eine entscheidende Rolle. Sie ermöglichen der Struktur überhaupt erst ihre Funktion.

Dabei ist jeder Mensch verschieden, in seiner Konstitution, seiner Psyche, seiner Lebensweise und seiner Krankheitsgeschichte. Will der Osteopath erfolgreich behandeln, muss er diese unterschiedlichen Aspekte berücksichtigen, den Patienten als Individuum, als ganzen Menschen betrachten. Patentrezepte gibt es in der Osteopathie nicht. Die Osteopathie ist eine ganzheitliche Medizin.

WISSEN

Was kann die Osteopathie?

Die Osteopathie behandelt keine Krankheiten. Sie geht aber den Ursachen der Krankheiten auf den Grund. Sie »fragt nach«, warum eine Krankheit ausgebrochen ist und was den Organismus bisher daran gehindert hat zu gesunden. In der Regel ist eine Bewegungseinschränkung, eine Restriktion, Ursache der Krankheit. Diese Restriktion wird der Osteopath aufspüren und behandeln. So kann er dem betroffenen Bereich wieder zu seiner natürlichen Bewegung verhelfen, zu seiner eigentlichen Funktion, und so dem Körper die Möglichkeit verschaffen, sich selbst zu heilen. Der Osteopath regt die Selbstheilungskräfte des Patienten an, indem er die Widerstände löst, die der Heilung im Weg stehen.

Um seinen Befund zu erstellen und eine individuelle Behandlung durchführen zu können, benutzt der Osteopath vorwiegend seine Hände. Sie sind seine Instrumente, feinfühlig und geschult, mit denen er Bewegungseinschränkungen aufspüren und lösen kann. Andere medizinische Instrumente werden in der modernen Osteopathie nicht gebraucht. Die Osteopathie ist eine sanfte Medizin.

WISSEN

Was ist ein Osteopath?

Ein Osteopath nutzt die Erkenntnisse der Anatomie und Physiologie, um mit seinen Händen kunstfertig dem Organismus zur Selbstheilung zu verhelfen.
Im deutschsprachigen Raum ist ein Osteopath meist kein Arzt, sondern ein Therapeut. Er wird also keine Diagnosen erstellen, sondern Befunde erheben. Vom Physiotherapeuten unterscheidet ihn sein ganzheitlicher Ansatz. Ein Osteopath wird in der Regel keinen Muskelaufbau trainieren. Im Gegensatz zum Physiotherapeuten wird er jedoch auch die inneren Organe und die Einheit von Schädel und Becken behandeln. Ähnlich einem Chiropraktiker behandelt der Osteopath Bewegungseinschränkungen. Doch sucht der Chiropraktiker nicht nach der Ursache der Einschränkung, sondern behandelt deren Symptome. Vom Masseur unterscheidet den Osteopathen seine genauere anatomische Kenntnis. Auch beschränkt er seine Behandlung nicht auf die Muskeln und das Lymphsystem.

Dem Ungeschulten mag es unwahrscheinlich vorkommen, dass ein Osteopath mit seinen Händen beispielsweise Position, Größe und Bewegung innerer Organe ertasten kann. Andererseits wissen wir etwa von Blinden, dass sie die für uns kaum wahrnehmbaren Zeichen der Brailleschrift, etwa auf Geldscheinen, genau »lesen« können.

Korrekter Befund und erfolgreiche Behandlung setzen die genaue Kenntnis vom Bau und den Lebensvorgängen des menschlichen Organismus voraus. Ein Osteopath ist deshalb auch und vor allem ein ausgezeichneter Anatom und Physiologe.

Andrew Taylor Still und die Geschichte der Osteopathie

Amerika in den dreißiger Jahren des 19. Jahrhunderts. Der Westen des Landes ist noch dünn besiedelt. Missionare predigen ihren jeweiligen Glauben. Einer von ihnen ist Abraham Still, ein methodistischer Reiseprediger und Arzt, der mit seiner Familie in den Nordosten Missouris geschickt wird, um hier eine Mission zu eröffnen.

Sein Sohn Andrew wächst als typisches Grenzlandkind heran, kräftig von Statur und hart im Nehmen. Andrew liebt die wilde Natur und das Jagen. Lebewesen faszinieren ihn. Er will verstehen, wie Leben funktioniert. Deshalb häutet und seziert er die Tiere, die er erbeutet. Er sammelt ihre Knochen und entwickelt ein genaues Verständnis für ihre unterschiedliche Größe und Form, für ihre Funktion.

WISSEN

Ein spielerisches Experiment

Im Alter von etwa zehn Jahren macht er eine Erfahrung, von der er später behauptet, sie sei seine erste Entdeckung im weiten Feld der Osteopathie gewesen.
Andrew baut sich mit einer Leine seines Vaters eine primitive Schaukel zwischen zwei Bäumen. Doch Kopfschmerzen hindern ihn am Schaukeln. Also lässt er die Schaukel bis knapp über den Boden herab, nimmt ein Betttuch und wirft dessen Ende über das Seil. Er legt sich mit dem Rücken auf das Betttuch, während das Seil seinen Nacken trägt. Recht schnell lassen die leichten Schaukelbewegungen seine Kopfschmerzen verschwinden ...

Ein Chirurg mit Forscherdrang

Bereits als Kind begleitet Andrew seinen Vater auf dessen Arztvisiten. Krankheiten und Tod werden ihm so vertraut. Er lernt, mit den Medikamenten aus dem Ärztekoffer seines Vaters umzugehen, und beschließt, selbst Arzt zu werden. So geht er bei seinem Vater in die Lehre, eignet sich sein Wissen an und wird zugelassener Arzt im Staat Missouri. Hier heiratet er seine erste Frau, mit der er drei Kinder hat.

Mitte des Jahrhunderts bricht in Amerika der Bürgerkrieg aus. Andrew Taylor Still ist gegen die Sklaverei und zieht nach Kansas. Er meldet sich freiwillig zur Kavallerie und arbeitet als Chirurg. Zu jener Zeit weiß man noch wenig über

Bakterien und Desinfektion, Betäubungen bei Operationen gibt es nicht. Der Erfolg bleibt oft aus, und Frustration macht sich breit, wenn ein Eingriff gelingt und der Patient trotzdem verstirbt. So beschließt Still, sich intensiv der Anatomie und Physiologie zu widmen, um eine bessere Form der Behandlung zu finden. Er kehrt nach Missouri zurück. Seine Frau stirbt, und Still heiratet ein zweites Mal. Zu Beginn der sechziger Jahre besucht er das College der Ärzte und Chirurgen in Kansas City.

Im Jahr 1864 schlägt das Schicksal hart zu. Eine Seuche breitet sich in Kansas aus: Rückenmarkshautentzündung. Still muss als Arzt hilflos mit ansehen, wie drei seiner Kinder sterben. Medikamente helfen nicht, und er selbst scheitert mit seinem bisherigen Verständnis von Medizin. Still ist verzweifelt, aber er gibt nicht auf. Stattdessen macht er sich auf die Suche nach einer neuen Medizin.

Er beschäftigt sich mit Knochen, studiert ihre Bewegung und ihr Zusammenspiel. Er untersucht Blut und stellt fest, wie wichtig funktionierende Gefäßsysteme sind. Er analysiert Muskeln und Sehnen und lernt deren Mechanik verstehen. Er entdeckt, dass der Körper über Selbstheilungskräfte verfügt, die, wenn sie entsprechend stimuliert werden, Krankheiten heilen können. Ihn fasziniert, dass er diese Stimulation durch den sanften Druck seiner Hände auslösen kann. Still entwickelt ein mechanisches Bild des Körpers, ähnlich einem Uhrwerk, bei dem alles in Bewegung ist und miteinander zusammenhängt.

Die Geburt einer neuen Medizin

So entsteht eine neue Medizin, die keine Medikamente benötigt. Eine Medizin, die keine Symptome behandelt, sondern nach der Ursache von Krankheiten sucht. Eine Medizin, die nicht Krankheiten heilt, sondern dem Körper hilft, damit dieser sich selbst heilen kann. Dieser neuen Medizin gibt Andrew T. Still den Namen »Osteopathie«. Osteon ist das griechische Wort für »Knochen«. Mit ihnen hatte er seine Untersuchungen begonnen. »Pathie« dagegen steht für die Leiden (griechisch pathos), die er mit seiner neuen Medizin lindern will. Am 22. Juni 1874 hat der 64-jährige Andrew T. Still sein Konzept vollendet. Es ist der Geburtstag der Osteopathie.

Die Schulmedizin reagiert skeptisch. Die Baker University in Baldwin, Kansas, verweigert ihm die Möglichkeit, den Studenten seine neue Medizin vorzustellen. Still kehrt nach Missouri zurück, reist als Arzt durch den Bundesstaat und praktiziert seine Osteopathie. Der Erfolg spricht sich schnell herum, und bald hat Still mehr Patienten, als er behandeln kann. So lässt er in Kirksville, Missouri, ein kleines Holzhaus bauen und eröffnet hier »The American School of Osteopathy«. Die Studenten, zu denen von Beginn an auch Frauen und Farbige zählen – zu jener Zeit keine Selbstverständlichkeit –, schließen ihr Studium mit dem Titel des »Diplomate in Osteopathy« (»Diplom-Osteopath«), abgekürzt D.O., ab. Schon bald wird das kleine Holzhaus durch ein vierstöckiges Backsteinhaus ersetzt.

WISSEN

Die Osteopathie kommt nach Europa

Zu Stills Schülern gehört der Engländer John Martin Littlejohn, ein ehemaliger Patient, der Physiologie unterrichtet und Osteopathie studiert. Littlejohn gründet zur Jahrhundertwende das »Chicago College of Osteopathy«. Als er nach England zurückkehrt, gründet er 1917 in London die »British School of Osteopathy«. Die Osteopathie hat nun auch den alten Kontinent erreicht. Es ist das Jahr, in dem Andrew Taylor Still, oder »Pap Still«, wie ihn seine Studenten nennen, im Alter von 89 Jahren stirbt.

Andere Studenten entwickeln Stills neue Medizin fort. Einer von ihnen ist William Garner Sutherland. Er bemerkt, dass Schädelknochen Bewegungen ausführen, die sich erspüren lassen, entdeckt die so genannte primäre Respirationsbewegung und erweitert die Osteopathie damit um einen wichtigen Grundpfeiler.

In Amerika wird die Osteopathie in immer mehr Bundesstaaten anerkannt. Doch gleichzeitig gibt es Bestrebungen, sie per Dekret einzuschränken, von zahlreichen Ärzten wird sie abgelehnt. Bis in die sechziger Jahre des 20. Jahrhunderts erlebt die Osteopathie unruhige Zeiten.

Osteopathie heute

Mittlerweile hat sich die Osteopathie in den USA etabliert. Etwa 54000 Osteopathen praktizieren dort ihren Beruf als Doktoren der Osteopathie. Es gibt Krankenhäuser, die ausschließlich osteopathisch behandeln. Jeder zehnte Arzt der amerikanischen Streitkräfte ist ein Osteopath.

Doch inzwischen haben sich die Osteopathen auf ihrem Weg zur Anerkennung sehr der Schulmedizin angepasst. In den USA verschreiben Osteopathen Medikamente, sie impfen und führen gegebenenfalls sogar Operationen durch. Die für die Osteopathie so typische Diagnose und Behandlung mit den Händen steht nicht mehr im Vordergrund.

Anders in Europa, wo sich die Osteopathie gemäß ihren Ursprüngen als eine rein manuelle Form der Medizin weiterentwickeln konnte. Deshalb lässt sich die in Europa um den kraniosakralen und viszeralen Bereich ergänzte ganzheitliche Form der Osteopathie auch als traditionelle Osteopathie bezeichnen.

Nach England gelangt die Osteopathie in den fünfziger Jahren des 20. Jahrhunderts auch nach Frankreich. Neben England und Frankreich zählt sie mittlerweile auch in Belgien zu den anerkannten Therapieformen. In Deutschland wird die Osteopathie seit Ende der achtziger Jahre im Rahmen einer fünfjährigen Fortbildung meist berufsbegleitend unterrichtet. In Österreich wird seit 1991 osteopathisch ausgebildet.

Trotz ihres mehr als 120-jährigen Bestehens gilt die Osteopathie als eine junge Medizin, in der sehr viel geforscht wird. Um es mit den Worten ihres Entdeckers Andrew Taylor Still auszudrücken: »Die Osteopathie ist ein großes, unbekanntes Meer und bisher haben wir uns nur mit ihrer Ebbe vertraut gemacht.«

Den Selbstheilungskräften helfen

Die Osteopathie stellt eine neue Form der Medizin dar, die nicht den Anspruch erhebt, heilen zu können, sondern sich bewusst darauf beschränkt, die Selbstheilungskräfte des Körpers zu aktivieren. Eine sanfte Medizin, die auf dem Wissen der Anatomie und Physiologie aufbaut und neue Schwerpunkte setzt.

Für die Osteopathie ist Gesundheit eine Art Gleichgewicht, das immer wieder neu gesucht werden muss.

Die vier Säulen der Osteopathie

Ihr Verständnis vom menschlichen Organismus, von Gesundheit als einer Form des Gleichgewichts, von der Entstehung von Krankheiten und der Möglichkeit, diese zum Abklingen zu bringen, unterscheidet die Osteopathie wesentlich von der gängigen Schulmedizin. Die Osteopathie baut auf vier unterschiedlichen Säulen auf. Wer die Osteopathie als eine neue Form der Medizin verstehen will, muss diese Grundpfeiler kennen.

Gefäßsysteme und Leitungsbahnen

Wenn sich Leben in Form von Bewegung zeigt, stellt sich die Frage, was die Bewegung der einzelnen Muskeln, Faszien, Organe und anderer Gewebestrukturen überhaupt erst ermöglicht. Es sind die Gefäßsysteme und die Leitungsbahnen. Sie durchdringen jede Struktur und gelangen bis zur einzelnen Körperzelle.

Die Aufgaben der Gefäßsysteme und Leitungsbahnen

Lebendes Gewebe muss, damit es funktionieren kann, kontinuierlich und ausreichend versorgt werden, sonst erkrankt es. Die Versorgung erfolgt größtenteils über den Blutkreislauf. Das Herz sorgt mit pumpenden Bewegungen für den notwendigen Druck und treibt stoßweise sauerstoffreiches Blut in die Aorta und von dort weiter in die großen Arterien. Über den so genannten großen Kreislauf gelangt das Blut durch Arterien, Arteriolen und Kapillaren bis in das zu versorgende Gewebe. Hier findet der Austausch statt, werden Sauerstoff, Nährstoffe, Hormone und Enzyme abgegeben und Schlackenstoffe wie Kohlendioxid und harnpflichtige Substanzen aufgenommen.

Große Moleküle wie Eiweiße und Fettstoffe werden von der Lymphe über die Lymphgefäße abtransportiert. Das venöse Blut fließt über Venolen und Venen zum Herzen zurück. Venenklappen verhindern einen ungewollten Rückfluss. Das Kreislaufzentrum im Gehirn sowie Sympathikus und Parasympathikus des vegetativen Nervensystems steuern Herztätigkeit und Blutkreislauf. Hormone können zusätzlich regulierend eingreifen.

Der Blutkreislauf bildet zusammen mit den ihn steuernden Mechanismen ein ausgefeiltes System, das in nahezu jeder Situation die kontinuierliche und ausreichende Versorgung des Gewebes gewährleistet, gleich ob wir schlafen oder Sport treiben, uns gesund fühlen oder mit Fieber im Bett liegen.

Doch die Gefäße des Blutkreislaufes haben noch eine weitere lebenswichtige Aufgabe zu erfüllen. Sie ermöglichen es den Selbstheilungskräften, wirksam zu werden. Nur wenn deren Zirkulation über die Gefäßsysteme möglich ist, können Bakterien abgewehrt und Entzündungen abgebaut werden, können sich Wunden schließen, Narben bilden, Verstauchungen abschwellen oder Knochen nach einem Bruch verheilen.

Wenn Gefäßsysteme und Leitungsbahnen behindert werden

Werden die Gefäßsysteme und Leitungsbahnen hingegen behindert und somit Versorgung und Zirkulation unterbrochen, erkrankt das Gewebe. Ähnlich einem Fluss, dessen Wasser frisch und gesund bleibt, solange es fließt, jedoch bei Stillstand trübe wird und zu faulen beginnt.

WISSEN

Die Bedeutung der Arterie

Als Andrew Taylor Still die Grundlagen der Osteopathie entdeckte und sein Krankheitskonzept entwickelte, machte er die herausragende Bedeutung der Gefäßsysteme zu einem der vier Grundpfeiler seiner neuen Medizin. Der Arzt, Landwirt und Pfarrerssohn schrieb: »Eine beeinträchtigte Arterie markiert auf die Stunde und Minute genau den Beginn, an dem eine Krankheit im menschlichen Körper den Samen der Zerstörung sät. Die Arterie muss überall, jederzeit und absolut ungehindert das Regiment führen können, oder eine Krankheit wird folgen.«

Zu den möglichen Hindernissen, die die freie Zirkulation in den Gefäßsystemen einschränken, zählen schwerwiegende Ursachen wie Herzinsuffizienz und Arteriosklerose sowie »einfache« Auslöser, wie etwa Spannungen von Muskulatur oder Faszien, Dehnungen von Bändern, Blockierungen von Gelenken, Kompressionen durch Traumen, Muskelspasmen aufgrund von Überlastung oder die eingeschränkte Beweglichkeit von Organen. All diese Ursachen beeinträchtigen die Gefäßsysteme in ihrer Funktion, reduzieren ihre Ver- und Entsorgungskapazität, behindern die Entfaltung der Selbstheilungskräfte und erschweren den Abtransport von Schlackenstoffen.

Der »Teufelskreis« der eingeschränkten Bewegung

Die Abhängigkeit ist also beidseitig. So wie die Gefäßsysteme und Leitungsbahnen Bewegungen des Gewebes erst ermöglichen, so erlaubt die normale Bewegung des Gewebes erst deren vollständige Funktion. Kommt es zu einem Problem, entsteht daraus ein »Teufelskreis«.

Funktionelle oder strukturelle Störungen führen zu einer Bewegungseinschränkung. Diese behindert die Gefäßsysteme und Leitungsbahnen und reduziert damit die Chancen des Körpers, die funktionellen oder strukturellen Störungen selbst zu beheben.

Genau hier greift der Osteopath ein. Er stellt mit seinen Händen die verloren gegangene Beweglichkeit wieder her. Können die Gefäßsysteme und Leitungsbahnen wieder uneingeschränkt funktionieren, entfalten sich die Selbstheilungskräfte, und der Organismus vermag sich selbst zu heilen.

Gefäßsysteme und Leitungsbahnen als Transportwege

Schrieb Andrew Taylor Still vor 120 Jahren von der Wichtigkeit der Blutgefäße, so hat die Osteopathie inzwischen die herausragende Bedeutung aller körpereigenen Gefäßsysteme und Leitungsbahnen erkannt. Der Begriff »Gefäßsysteme und Leitungsbahnen« wird hier in einem weitgefassten Sinn verwendet: als Transportweg für Flüssigkeiten und Impulse. Unter diesem Oberbegriff sollen das Lymphsystem und die darin fließende Lymphe, das von der harten Hirnhaut, der Dura mater, umgebene und ausgekleidete Zentralnervensystem und die sich darin rhythmisch neu bildende Gehirn-Rückenmark-Flüssigkeit sowie das periphere Nervensystem mit den Nervenbahnen und seinen elektrischen Impulsen zusammengefasst werden.

Diese unterschiedlichen Gefäßsysteme und Leitungsbahnen dürfen in ihrer Struktur nicht beeinträchtigt werden, da sonst die Zirkulation der darin enthaltenen Flüssigkeiten bzw. die Weiterleitung der Impulse behindert wird. Die Folgen sind je nach Gefäßsystem unterschiedlich, aber immer drastisch.

Kann die Lymphe nicht zur Immunabwehr oder zur Entgiftung des Körpers beitragen, erkrankt der Organismus schwer. Wird die primäre Respirationsbewegung (siehe S. 59) zwischen Gehirn, Wirbelsäule und Becken gestört, kann diese zu körperlichen und psychischen Beschwerden führen. Können neuronale Impulse ihren zu steuernden Bereich nicht erreichen, setzen Wahrnehmung oder Bewegung aus. Die betroffene Stelle ist dann gelähmt. Werden die Nervenbahnen gequetscht, entstehen Beschwerden wie der Ischiasschmerz. Staut sich das Blut, entstehen Krampfadern, Ödeme oder Geschwüre. Bleibt die Blutversorgung aus, sterben die betroffenen Körperregionen ab.

Die Bedeutung von Funktion und Struktur

Der Begründer der Evolutionstheorie, Charles Darwin, sagte: »Die Funktion bildet das Organ.« In der Tat definieren sich die einzelnen Körperstrukturen wie Organe, Knochen oder Muskeln letztlich über die spezifische Funktion, die sie ausüben. Knochen beispielsweise geben dem Körper Halt, schaffen Festigkeit und bieten Schutz vor Druck- oder Zugbelastungen. Keine andere Körperstruktur kann diese Funktionen besser ausführen. Knochen besitzen die Druckfestigkeit von Sandstein und die Zugfestigkeit von Kupfer. Lang währende Druck- und Zugbelastungen führen sogar zu einer vermehrten Knochenbildung. Die gesteigerte Funktion verlangt demnach ein Mehr an Struktur.

Werden die spezifischen Funktionen eines Knochens hingegen nicht mehr benötigt, dann bildet er sich zurück. So degeneriert beispielsweise der Kiefer eines Menschen, der seine Zähne verloren hat und nicht mehr kauen kann.

Ähnliches gilt auch für die Muskeln. Diese haben die Funktion, Bewegungen auszuführen. Die in ihnen enthaltenen kontraktilen Elemente ermöglichen der Muskulatur, diese Funktion wahrzunehmen. Werden die Bewegungen oft genug gefordert, wächst der Muskel. Er passt sich seiner gesteigerten Aufgabe an, wie etwa der Herzmuskel bei Hochleistungssportlern. Wird ein Muskel hingegen kaum noch benutzt, etwa bei Gicht in den Fingern, bildet er sich zurück und wird zu einer Sehne.

Gelenke ermöglichen die Bewegungen, die die Muskeln ausführen. Gelenkigkeit kann antrainiert werden. Wird jedoch die Beweglichkeit eines Gelenks nicht mehr gebraucht, so versteift es.

Die gegenseitige Abhängigkeit von Struktur und Funktion beschränkt sich jedoch nicht nur auf das einzelne Organ. Der Körper in seiner Gesamtheit besteht aus zahlreichen unterschiedlichen Strukturen mit ihren jeweils eigenen spezifischen Funktionen. Nur wenn diese alle zusammenwirken, kann der Organismus als Ganzes funktionieren.

WISSEN

»Die Struktur bestimmt die Funktion ...«

Wenn die Funktion von Organen zunimmt, wächst in der Regel auch ihre Struktur. Wird die Funktion eines Organs nicht mehr benötigt, verkümmert seine Struktur.
»Die Struktur bestimmt die Funktion, und die Funktion formt die Struktur.« So beschrieb Andrew Taylor Still die wechselseitige Abhängigkeit von Materiellem und Immateriellem, von Anatomie und Physiologie, von dem, was sich mit den Händen ertasten lässt, und dem, was direkt oft nicht ertastet werden kann.

Das Zusammenwirken von Funktion und Struktur

Das Konzept der Zusammengehörigkeit von Struktur und Funktion bildet einen Grundpfeiler der Osteopathie. Andrew Taylor Still erkannte dieses Prinzip, als er eines Tages ein menschliches Skelett betrachtete. Dabei wurde ihm klar, dass die einwandfreie Funktion eines Organs abhängig sein musste von seinen umgebenden Strukturen und deren harmonischem Zusammenspiel. Wenn beispielsweise die Beweglichkeit des Brustkorbes beeinträchtigt ist, dann muss dies auch Auswirkungen auf die Lungenfunktion haben.

Funktion und Struktur in der Osteopathie

Für die Osteopathie ist dieses Prinzip von grundlegender Bedeutung. Der menschliche Körper setzt sich aus einzelnen

Strukturen zusammen, die alle ihre spezifischen Funktionen ausüben. Ist nun eine einzelne Struktur gestört, kann sie ihre korrekte Funktion nicht mehr wahrnehmen. Die gestörte Struktur liefert klinische Befunde, der Organismus gilt als krank. Ist hingegen die einzelne Funktion gestört, wird der Körper das so weit wie möglich kompensieren. Gelingt ihm dies nicht oder nicht mehr, entsteht ein struktureller Schaden, eine Krankheit.

WISSEN

Der Osteopath prüft die Bewegungen und deren Qualität

Der Osteopath arbeitet mit seinen Händen. Doch lässt sich mit Ausnahme der Gelenke eine gestörte Funktion nicht direkt ertasten. Sie zeigt sich aber in Form einer beeinträchtigten Bewegung der Struktur. Das kann das Ausmaß der Bewegung betreffen, ihre Richtung, den Rhythmus und den Spannungszustand. Indem der Osteopath die Bewegungen und deren Qualität überprüft, kann er die gestörte Funktion einer Struktur feststellen.

Die Osteopathie dient jedoch nicht nur der Befunderhebung, sondern auch der Behandlung. Die gegenseitige Abhängigkeit von Struktur und Funktion erklärt, warum eine osteopathische Therapie überhaupt erfolgreich sein kann. Mit seinen manuellen Techniken hilft der Osteopath der Struktur, zu ihren ursprünglichen Bewegungen zurückzufinden. Ziel ist dabei nicht die geschädigte Struktur, sondern deren beeinträchtigte Funktion. Stimmen die Bewegungen der Struktur wieder, so kann diese ihre Funktion erneut ausüben. Den Schaden an der Struktur kann der Osteopath nicht beheben. Das vermögen einzig und allein die Selbstheilungskräfte des Körpers.

Die Selbstheilungskräfte des Körpers

Unser Organismus ist ständig inneren und äußeren Einflüssen ausgesetzt, die sein korrektes Funktionieren behindern können. Dagegen wehrt sich der Organismus, indem er kontinuierlich versucht auszugleichen. Solange ihm dies gelingt, sprechen wir von Gesundheit. Gesundheit ist daher kein Zustand, der erreicht wird, sondern eher eine Form von Fließgleichgewicht. Doch nicht immer kann der Körper korrigieren. Das Gleichgewicht geht dann verloren, und eine Krankheit bricht aus.

Dabei muss es sich keineswegs um lebensbedrohliche Situationen handeln. Oft reicht ein kleiner Schnitt in den Finger, ein verstauchter Fuß, eine gebrochene Hand, falsche Ernährung, eine Stresssituation oder totale Erschöpfung. Es gibt viele Situationen, sprich Einflüsse, die den Organismus kurz- oder langfristig aus dem Gleichgewicht bringen und Beschwerden, Probleme oder Krankheiten zur Folge haben. Doch ähnlich einem Seiltänzer, der nicht auf den Boden aufschlägt, sondern ins Netz fällt, rafft sich der Organismus auf und steigt – um bei diesem Bild zu bleiben – wieder die Strickleiter hoch, um sich erneut auf dem Seil zu versuchen.

Die Fähigkeit des Körpers, aus einem Zustand der Erkrankung das verlorene Gleichgewicht der Gesundheit wiederzuerlangen, schreiben wir seinen Selbstheilungskräften zu. Der Begriff der Selbstheilungskräfte wird auch in der Schulmedizin verwendet. Eine genaue Definition gibt es jedoch nicht.

Kräfte zur Lebenssicherung

Letztlich stellen die Selbstheilungskräfte die Gesamtheit aller körpereigenen Mechanismen, Reflexe und Prozesse dar, die einen Organismus aus seinem kranken Zustand zur Gesundung zurückverhelfen. Wie die Bewegung sind auch sie ein Kennzeichen des Lebens. Während Kreislauf, Atmung und Stoffwechsel dem Leben dienen, sichern die Selbstheilungskräfte das Überleben.

Info

Die vielfältigen Funktionen der Selbstheilungskräfte

Die Selbstheilungskräfte äußern sich auf mannigfaltige Weise, etwa in der Fähigkeit des Blutes zu gerinnen, in der Bakterienabwehr bei Entzündungen, in der Narbenbildung nach einer Verletzung, in der Immunisierung nach einer Viruserkrankung oder in der Knochenneubildung nach einem Bruch.

Helfen statt heilen

Die Fähigkeit zu heilen besitzen weder ein Arzt noch ein Medikament oder eine Therapie. Nur der Körper selbst kann sich heilen, indem er die körpereigenen Selbstheilungskräfte aktiviert. Daher muss – mit Ausnahme der Notfallmedizin – das wichtigste Ziel einer jeden medizinischen Behandlung darin bestehen, alles Erdenkliche zu unternehmen, um die Selbstheilungskräfte des Körpers bei ihrer Arbeit zu unterstützen. Mehr kann gar nicht getan werden.

Entsprechend ist auch das Selbstverständnis eines Osteopathen. Er versteht sich nicht als jemand, der heilt, sondern als jemand, der hilft. Die Osteopathie unternimmt deshalb alles, um den Selbstheilungskräften des Patienten zu helfen. Stößt sie dabei an ihre Grenzen, wird ein guter Osteopath seinen Patienten an den entsprechenden Facharzt oder Therapeuten weiterschicken.

Den Körper verstehen, um helfen zu können

Helfen kann man nur, wenn sich der Betroffene auch helfen lassen will. Der Organismus lässt sich immer helfen, weil er leben, überleben will. Doch muss man seine »Sprache« sprechen und seine »Antworten« verstehen. Ein Osteopath kennt die Anatomie und Physiologie des Körpers sehr gut. Er kann daher über seine Hände wortwörtlich Kontakt mit dem Körper des Patienten aufnehmen und dessen Reaktionen deuten.

So macht der Osteopath die Selbstheilungskräfte des Körpers zu seinem Partner und sich zu deren Verbündetem.

Beschwerden, Probleme oder Krankheiten sind meist entstanden, weil Bewegungseinschränkungen zu funktionellen oder strukturellen Störungen geführt haben. Der Osteopath wird – soweit möglich – diese Bewegungseinschränkungen lösen. Damit ist der Körper noch nicht gesundet, aber die Voraussetzungen für seine Gesundung sind geschaffen. Erst dann können die Kräfte der Selbstheilung voll wirken.

Und immer wieder die Gefäßsysteme und Leitungsbahnen

Doch der Osteopath muss weit mehr als nur die Bewegungseinschränkung des betroffenen Bereiches behandeln. Er muss vielmehr dafür sorgen, dass das »reibungslose« Zusammenspiel des betroffenen Bereiches mit den anderen Regionen oder Strukturen des Körpers wiederhergestellt wird. Dabei spielen die Gefäßsysteme und Leitungsbahnen eine entscheidende Rolle. Nur durch sie können die unterschiedlichen Strukturen des Körpers funktionieren.

Ob rote Blutkörperchen, die den Sauerstoff transportieren, weiße Blutkörperchen, die Bakterien vernichten, oder die Lymphe, die Giftstoffe abtransportiert, auch die verschiedenen Mechanismen, Reflexe und Prozesse der Selbstheilung zirkulieren überwiegend über die Gefäßsysteme und Leitungsbahnen. Indem der Osteopath Bewegung wiederherstellt, ermöglicht er die Zirkulation. So können die Selbstheilungskräfte ihren Einsatzort ohne Hindernisse erreichen und sich hier voll entfalten.

Den ganzen Menschen behandeln

Die Selbstheilungskräfte haben die sie steuernden oder produzierenden Zentren an sehr unterschiedlichen Stellen. Schutzreflexe werden über Gehirn und Rückenmark gesteuert, Hormone in den unterschiedlichen Hormondrüsen produziert und vorwiegend über den Hypothalamus gesteuert, die weißen Blutkörperchen in Knochenmark, Milz und Lymphknoten produziert. Auch wenn sich Beschwerden oft nur lokal äußern, muss der Osteopath diese Zusammenhänge kennen. Sie führen ihn weg vom einzelnen Problem, von Beschwerde oder Krankheit, hin zu einer ganzheitlichen Betrachtungsweise. Nicht die einzelne Krankheit wird behandelt, sondern der ganze Mensch.

Der Mensch als untrennbare Einheit

Der menschliche Organismus stellt eine untrennbare Einheit dar. Nur als Einheit kann er funktionieren. Er ist also mehr als nur die Summe seiner Einzelteile. Erst deren wechselseitige Beziehungen und harmonisches Zusammenspiel ermöglichen die Funktion des Ganzen. Ähnlich einer mechanischen Uhr, deren einzelne Federn, Schrauben und Zahnräder nichts bewirken, weil erst ihr fehlerfreies Miteinander die Uhr zum Laufen bringt.

Die Bedeutung der Faszien

Jede einzelne Struktur des menschlichen Organismus hängt anatomisch oder physiologisch, direkt oder indirekt mit allen anderen Körperstrukturen zusammen. Doch wenn der Vergleich mit der Uhr gestattet ist, stellt sich die Frage, welche Körperstruktur die Funktion des Gehäuses übernimmt, in dem alle mechanischen Teile eingebettet liegen. Das sind die Faszien, dünne Bindegewebshüllen, die miteinander Kontakt haben, ineinander übergehen und eine große Körperfaszie bilden.

Über den Weg der Faszien haben alle Körperstrukturen miteinander Kontakt. Folgt man den Faszien, kann man von einer Körperstruktur zur nächsten gelangen. Erst die Faszien machen den Körper zu einer Funktionseinheit. Denn sie verbinden auch solche Strukturen, die funktionell nichts miteinander zu tun haben.

Faszien sind also in der Lage, Veränderungen zu übertragen. Dazu zählen ganz normale Veränderungen wie die regelmäßigen Bewegungen der Atmung, des Herzschlags, der Peristaltik oder der primären Respirationsbewegung, aber auch funktionelle Störungen und strukturelle Schäden.

PRAXISTIPP

Erst die Faszien machen den Körper zu einer Funktionseinheit

Stellen Sie sich ohne Schuhwerk aufrecht hin, schließen Sie die Augen und atmen Sie tief und gleichmäßig. Nun konzentrieren Sie sich auf die eigenen Füße. Mit etwas Feingefühl werden Sie recht bald feststellen, dass sich das Fußgewölbe beim Einatmen leicht senkt und beim Ausatmen leicht hebt. Obwohl Füße und Lunge funktionell und strukturell direkt nichts miteinander zu tun haben, bewirkt die Atmung eine leichte Bewegung an den Füßen.

Diese »Fernwirkung« wird von der Körperfaszie ermöglicht. Sie nimmt die Atembewegungen auf und überträgt diese bis zu ihrem entferntesten Punkt, den Fußsohlen. Dabei senkt sich beim Einatmen das Zwerchfell, drückt auf die Bauchhöhle und lockert den fußwärts verlaufenden Teil der Körperfaszie. Diese gibt nach, das Fußgewölbe senkt sich. Beim Ausatmen hebt sich das Zwerchfell, die Körperfaszie gerät unter Spannung, zieht am Fußgewölbe und hebt dieses.

Die ganzheitliche Betrachtungsweise

Die ganzheitliche Betrachtungsweise des menschlichen Körpers erklärt, warum Ursachen an einer Stelle zu Beschwerden in ganz anderen Körperregionen führen können. Störungen in einem Bereich können ganze Ketten an Reaktionen auslösen, die den gesamten Organismus betreffen. Deshalb muss der Organismus insgesamt wieder zu einem harmonischen Zusammenspiel finden. Nur dann kann auch der betroffene Bereich wieder funktionieren. Dieses Ziel verfolgt die Osteopathie. Deshalb behandelt sie keine einzelnen Krankheiten oder Symptome, sondern immer den gesamten Menschen.

Die Gesamtheit des Körpers und seine ganzheitliche Betrachtung bilden daher zu Recht einen von vier Grundpfeilern, auf die sich die osteopathische Medizin stützt.

Ganzheitliche Betrachtungsweise bedeutet auch, dass die Psyche des Patienten, also sein seelisches Befinden, mitberücksichtigt wird. Die Psyche gehört zwar nicht in das direkte Aufgabengebiet der Osteopathie, doch spielt sie bei der Entstehung von Krankheiten und deren Abklingen zweifellos eine wichtige Rolle. Sie ist gleichfalls Einflüssen ausgesetzt und beeinflusst ihrerseits den Organismus. Funktionelle und strukturelle Beschwerden können sich in der Psyche niederschlagen. Während der Behandlung wird der Osteopath also auch auf das seelische Wohlbefinden des Patienten achten.

Die Teile kennen, um das Ganze zu heilen

Das sanfte Heilen mit den Händen setzt die genaue Kenntnis der menschlichen Anatomie und Physiologie voraus. Diese Teilbereiche der Medizin bilden die wissenschaftliche Grundlage der Osteopathie. Doch bestimmte Schwerpunkte werden bei ihr anders gesetzt, und der Osteopath arbeitet mit Strukturen und Funktionen, die die Schulmedizin nicht berücksichtigt.

Der Bewegungsapparat

Die Osteopathie ist eine ganzheitliche Medizin, die immer den gesamten Menschen behandelt. Da sich Ganzheitlichkeit schwer darstellen lässt, wenn man sie nicht aufteilt und ordnet, stellen die folgenden Abschnitte den Bewegungsapparat, die inneren Organe, den Schädel und die Wirbelsäule einzeln vor.

Knochen geben Halt und Schutz

Knochen lassen sich aufgrund ihrer Form in Röhrenknochen, kurze und platte Knochen unterteilen. Zu den Röhrenknochen zählt beispielsweise der Oberschenkelknochen. Typische kurze Knochen sind die Fingerknochen. Die einzelnen Teile der Schädeldecke gehören hingegen zu den platten Knochen.

Info

Das menschliche Knochengerüst

Ein Mensch besitzt zwischen 208 und 212 Knochen. Mit Ausnahme des Zungenbeins sind alle anderen Knochen über Gelenke miteinander verbunden. Sie bilden eine Einheit und formen das menschliche Skelett.

Knochen sind lebendes Gewebe und werden von einer Knochenhaut, dem Periost, umgeben; diese bildet Knochensubstanz und versorgt den Knochen mit Nerven. Im Inneren des Knochens sitzt zwischen dem festen Schwammgewebe das Knochenmark. Das bei der Geburt vorhandene rote, Blut bildende Knochenmark wird im Laufe des Wachstums durch das gelbe, fetthaltige Knochenmark aus den meisten Knochen verdrängt. Nur wenige Knochen – Brustbein, Becken und Wirbel – behalten ihre Fähigkeit zur Blutbildung bei.

Funktion und Struktur am Beispiel der Knochen

Die Struktur bestimmt die Funktion und die Funktion wiederum die Struktur; ein Grundsatz der Osteopathie. An den Knochen lässt sich das besonders gut zeigen. Um die Druck- und Zugbelastungen aufnehmen zu können, formt sich das so genannte Schwammgewebe im Knochen entlang der physikalischen Kraftlinien, die auf den Knochen einwirken, und bildet so genannte Trajektorien, schmale, linienförmige Strukturen. Diese Trajektorien begrenzen sich nicht auf einen einzelnen Knochen, sondern setzen sich meist in dem angrenzenden Knochen fort. Kommt es nach einem Bruch zu einer verformten Heilung, passen sich die Trajektorien dem verformten Knochen an und bilden sich um.

Gelenke ermöglichen Bewegung

Die Bewegung zweier miteinander verbundener Teile ist nur möglich, wenn die Verbindungsstelle die Struktur eines Gelenkes aufweist. Solange Knochen nicht miteinander verwachsen sind, besitzen sie stets gelenkähnliche Verbindungen. Je nach Form und Bewegungsspielraum lässt sich zwischen Drehgelenk, Eigelenk, flachem Gelenk, Kugelgelenk, Sattelgelenk und Scharniergelenk unterscheiden. Knochengelenke sind mit einer Gelenkkapsel aus Knochenhaut umgeben und durch Gelenkbänder verstärkt, die Gleitflächen sind mit Knorpel überzogen. Gelenkschmiere ermöglicht ein besseres Gleiten. Um die Beweglichkeit eines Gelenks einschätzen zu können, sind der Ablauf der Bewegung, der Bewegungsausschlag und das Bewegungsende entscheidend. Ein beeinträchtigtes Gelenk wird sich in seiner Beweglichkeit in einem oder mehreren dieser Punkte von einem gesunden Gelenk unterscheiden.

Muskeln führen Bewegungen aus

Muskeln ermöglichen die Bewegungen der Knochen über die Gelenke. Andere Muskeltypen dienen der Kontraktion von Hohlorganen wie Blase, Darm und Blutgefäßen, während das Herz, ebenfalls ein Muskel, den Bluttransport übernimmt. Skelettmuskeln, die die Bewegung der Knochen ermöglichen, können der Schnellkraft dienen, der Ausdauer oder der Feinmotorik und Koordination. Muskeln enthalten in ihren Muskelfasern so genannte kontraktile Elemente. Sie ermöglichen es dem Muskel, sich zusammenzuziehen und zu dehnen und somit Bewegung auszulösen. Wird ein Muskel nicht mehr gebraucht, etwa bei langer Bettlägerigkeit, bilden sich die kontraktilen Elemente zurück, der Muskel degeneriert und wird langfristig zur Sehne.

Info

Behandlung der Muskulatur

Mit den Muskeln arbeiten schwerpunktmäßig Physiotherapeuten. Ein Osteopath wird hingegen Muskeln in der Regel nur dann behandeln, wenn sie die Ursache einer Bewegungseinschränkung sind.

Faszien verbinden alle Körperstrukturen

Muskeln und Organe, aber auch Gefäßsysteme werden von häutigen Strukturen umgeben, den so genannten Faszien. Die Faszien haben miteinander Kontakt, gehen ineinander über und bilden eine von Kopf bis Fuß durchgehende Hülle, die aus zahlreichen einzelnen Schichten besteht. Zwischen diesen Schichten sind die Muskeln, Organe und Gefäßsysteme wie in Taschen eingebettet. Diese Umhüllung kann ziemlich fest sein, wie etwa bei der Bauchspeicheldrüse, oder sie kann Organe recht locker umgeben, wie etwa Magen und Niere. In der Schulmedizin spielen Faszien keine wichtige Rolle – sieht man einmal von den großen Faszien wie Bauch- oder Rippenfell ab. In der Osteopathie sind sie hingegen von entscheidender Bedeutung. Faszien können nämlich Kraft oder Zug übertragen und Bewegungseinschränkungen »speichern«.

Info

So funktioniert eine Faszie

Man kann es sich ähnlich einer Frischhaltefolie vorstellen: Spannt man eine Frischhaltefolie auf und beschwert sie an einer Stelle mit einem Gewicht, so wird sich der Zug, den dieses Gewicht verursacht, bis an das Ende der Folie fortsetzen und hier spürbar sein. Entfernt man das Gewicht, wird die Folie wieder in ihren ursprünglichen Zustand zurückkehren. War das Gewicht hingegen zu schwer, hinterlässt es in der Folie einen Abdruck.

Faszien speichern die Erinnerung an Verletzungen

Auf die Körperfaszie übertragen bedeutet dies, dass Einwirkungen auf die Faszie an ganz anderer Stelle gespürt werden können. Daher sind Faszien für den Osteopathen wichtige Instrumente, über die er ein Symptom bis zu seiner auslösenden Ursache zurückverfolgen kann. War die Ursache, ähnlich dem Gewicht, »schwer« genug, hinterlässt sie in der Faszie einen Abdruck, eine osteopathische Verletzung. Da entlang bzw. innerhalb der Faszien ein Großteil der Gefäße und Nerven verläuft, behindert so ein Abdruck auch deren Funktion. Mit seinen Händen kann der Osteopath eine osteopathische Verletzung »lesen« und behandeln. Nicht selten führt dies beim behandelten Patienten dazu, dass er sich plötzlich an Beschwerden erinnert, die er schon längst vergessen hatte, die aber in der Faszie als Abdruck gespeichert waren. Wenn der Osteopath mit Faszien arbeitet, kommen beim Patienten oft Erinnerungen hoch. Der Osteopath sagt, in den Faszien »stecken Emotionen«.

Umgekehrt wirkt sich eine gespannte Faszie auf den umhüllten Bereich aus. Die korrekte Funktion des betroffenen Bereichs oder dessen Versorgung über das Gefäßsystem kann gestört werden. Löst der Osteopath diese Spannung, so kann der umhüllte Bereich wieder korrekt funktionieren.

Die inneren Organe

Der Rumpf des menschlichen Körpers besteht in seinem Inneren aus zwei Körperhöhlen oder Kavitäten. Das Skelett bildet den Rahmen für beide Kavitäten. Die obere Kavität, von Brustkorb und Wirbelsäule geformt, enthält als Organe die Lunge und den Herzmuskel. Die untere, so genannte abdominale Kavität, die mit dem Becken abschließt und von der Wirbelsäule getragen wird, enthält die Verdauungsorgane und die inneren Geschlechtsorgane. Das Zwerchfell trennt die beiden Körperhöhlen voneinander.

Die unterschiedlichen Bewegungen

Wie alle Bereiche des Körpers sind auch die inneren Organe ständig in Bewegung. Atmen, Verdauen, Gehen oder Laufen sind letztlich alles Bewegungsabläufe, die sich auf die inneren Organe auswirken. Jede dieser Bewegungen, wie spontan oder unbewusst sie auch erscheinen mag, wird in Wahrheit gesteuert. Dafür sind drei unterschiedliche Systeme zuständig.

Das Zentralnervensystem lenkt alle willentlichen, bewussten Bewegungen. Wenn wir uns beispielsweise setzen oder aufstehen, führt dies zu Bewegungen des Skeletts, Wirbelsäule und Becken etwa ändern ihre Position zueinander. Die Bewegungen führen zu Veränderungen der Körperkavitäten, übertragen sich auf die inneren Organe und bringen diese in Bewegung.

Das autonome oder vegetative Nervensystem steuert dagegen die körpereigenen Automatismen, also die Bewegungen, die wir nicht bewusst ein- und ausschalten können. Hierzu zählen der Atemrhythmus, der Herzrhythmus und die Peristaltik der Verdauungsorgane.

Beim Atmen senkt sich das Zwerchfell und drückt auf die inneren Organe der unteren Körperhöhle. Da diese Organe wegen der Wirbelsäule und des Beckens weder nach hinten noch nach unten ausweichen können, wählen sie den Weg des geringsten Widerstands: die Bauchdecke. Wenn wir also einatmen, senkt sich das Zwerchfell, und die Bauchdecke hebt sich. Die Organe beschreiben dabei eine schaukelförmige Gleitbewegung, und dies bei jeder Atembewegung, also immerhin 20 000-mal pro Tag.

Auch der kardiovaskuläre Rhythmus, die Pulsation des Herzens und der großen Arterien, führt zu Bewegungen der inneren Organe. Mit jedem Schlag pumpt das Herz sauerstoffreiches Blut auch in die feinsten Äderchen der einzelnen Organe. So wie wir den Puls am Handgelenk messen können, lässt er sich auch an allen Organen nachweisen. Das über den Herzmuskel einströmende Blut lässt die Organe pulsieren – eine Bewegung, die etwa 100 000-mal am Tag erfolgt.

Der dritte Automatismus, den das autonome Nervensystem steuert, ist die so genannte Peristaltik. Hiermit sind die Kontraktionen der Hohlorgane des Verdauungsapparates gemeint. Ihre Wandmuskeln ziehen sich entlang dem jeweiligen Organ wellenförmig zusammen und vermischen und bewegen so den Verdauungsinhalt. Die peristaltischen Bewegungen haben keinen regelmäßigen Rhythmus, sie variieren von Organ zu Organ und je nach Füllungszustand. Ein voller Magen beispielsweise erzeugt alle drei Minuten eine peristaltische Welle, die in etwa 20 Sekunden den ganzen Magen durchfließt.

Das viszerale Gelenk

Die Bewegungen der Organe erfolgen nicht im freien (Bauch-)Raum, sondern es gibt überall Anheftungs- und Berührungspunkte. Organe verhalten sich also, wenn sie sich bewegen, wie Gelenke und nicht viel anders als Knie oder Ellbogen. Im Gegensatz zum skelettalen Gelenk spricht der Osteopath hier vom »viszeralen Gelenk«. Der Aufbau ist in der Tat ähnlich. Mindestens zwei Strukturen berühren sich an Anheftungspunkten und haben eine Gleitfläche gemeinsam. Die Form des Gelenks legt auch die Richtung der Bewegung fest, die immer um eine oder mehrere Achsen erfolgt. Geführt wird dieses »Gelenk« durch Faszien, Bänder und Gefäßsysteme. Der wesentliche Unterschied zum skelettalen Gelenk: Ein Muskel, der die Bewegung ausführt, ist bei den

WISSEN

Ein weiterer Steuerungsmechanismus

Neben dem Zentralnervensystem und dem autonomen Nervensystem kennen Osteopathen einen weiteren Steuerungsmechanismus, der alle Bereiche des Körpers in Bewegung versetzt. Sie bezeichnen diesen Mechanismus als »primäre Respirationsbewegung« (siehe Abschnitt »Der Schädel«, S. 55) und meinen damit die rhythmische Neubildung der Gehirn-Rückenmark-Flüssigkeit (Liquor cerebrospinalis) im Zentralnervensystem.

Die primäre Respirationsbewegung (PRB) wird als Ursache für eine weitere Eigenbewegung der Organe angesehen, die weder mit der Peristaltik, dem Atemrhythmus noch der Pulsation zu tun hat. Mit ihren geschulten Händen können Osteopathen diese weitere Eigenbewegung, die als Motilität bezeichnet wird, wahrnehmen.

viszeralen Gelenken nicht notwendig. Organe können mit anderen Organen in Verbindung stehen, wie etwa Leber und Niere, oder mit dem Skelett, wie etwa Lunge und Brustkorb, oder mit einer muskulären Wand, wie beispielsweise Leber und Zwerchfell.

Bewegungseinschränkungen (Fixationen)

Solange die inneren Organe ihre normalen Bewegungen ausführen können, arbeiten sie ordnungsgemäß. Wird aber die

Bewegung gestört, behindert oder gar verhindert, führt dies aus osteopathischer Sicht zu einer so genannten Fixation. Diese kann in Form von Verklebungen oder Adhärenzen auftreten, wenn das Organ nicht mehr richtig über die umgebenden Strukturen gleiten kann. Als »funktionelle Fixation« bezeichnet der Osteopath eine Bewegungsverminderung oder einen Bewegungsverlust, durch die die Funktion des Organs gestört wird. Bei einer »positionellen Fixation« verändert sich zusätzlich die Lage des Organs zu seiner Umgebung und damit auch grundlegend das betroffene viszerale Gelenk.

Eine weitere Form der Fixation ist die meist altersbedingte Ptose oder »ligamentäre Fixation«, also die Senkung eines Organs. Mit zunehmendem Alter verlieren die Gewebe an Elastizität, und das Stützgewebe lockert sich. Die Schwerkraft tut ein Übriges, die Organe folgen ihr nach unten, und ihre Beweglichkeit verringert sich. Die Gelenkachsen verändern sich, und die Motilität nimmt ab.

Die vierte Form der Fixation ist der Organspasmus oder die »muskuläre Fixation«. Sie betrifft in der Regel nur die Hohlorgane und dort meist auch nur einen Teil des Organs. Unterschiedliche Ursachen können zu einem Organspasmus führen. Die Folge ist aber stets gleich: Die Muskeln des Hohlorgans ziehen sich anhaltend krampfhaft zusammen, das Organ kann nicht mehr oder nur noch unvollständig funktionieren. Die Motilität verändert sich.

Info

Wenn die Niere auf Wanderschaft geht …

Welche Auswirkungen Fixationen haben können, mag man erahnen, wenn man bedenkt, dass sich beispielsweise die Niere pro Atemzug um 3 Zentimeter auf und ab bewegt. Bei 20 000 Atembewegungen am Tag entspricht dies einer Strecke von 600 Metern. Um bei diesem Bild zu bleiben: Stimmt aufgrund einer Fixation die Gelenkachse nicht mehr, wird sich die Niere in eine andere, nicht vorgesehene Richtung bewegen. Bei 600 Metern täglich ist sie bereits innerhalb weniger Tage kilometerweit von dem Punkt entfernt, wo sie sich sonst als frei bewegliche Niere befinden müsste.

In der Tat kann eine Störung, so klein sie auch sein mag, wenn sie sich nur oft genug wiederholt, zu Symptomen führen, die weit von der ursprünglichen Störung entfernt liegen. Aufgrund seiner anatomischen Kenntnisse kann der Osteopath diese Zusammenhänge aufdecken. Mit palpatorischen Techniken löst er, soweit möglich, die festgestellten Fixationen und verhilft so den inneren Organen wieder zu ihren ursprünglichen Bewegungen.

Der Schädel

Anatomisch gesehen ist der menschliche Schädel zweigeteilt – in den das Gehirn umschließenden Hirnschädel und den die Sinnesorgane enthaltenden Gesichtsschädel. Der obere Teil des Schädels (Hirnschädel) wird als Schädeldach bezeichnet, der untere Teil, an dem Hals und Wirbelsäule ansetzen, als Schädelbasis.

Die Schädelknochen

Der Schädel setzt sich aus verschiedenen Knochen zusammen, von denen einige paarig und andere einzeln vorkommen. Bis auf das Zungenbein sind alle Schädelknochen über Gelenke oder Knochennähte miteinander verbunden. Knochennähte können zackig oder glatt verlaufen, die wichtigsten Nähte am Hirnschädel tragen als Kranznaht, Lambdanaht und Pfeilnaht eigene Namen. Bei Kindern bis zum dritten Lebensjahr müssen die einzelnen Knochen des Hirnschädels noch aufeinander zu wachsen. Die bis dahin bestehenden häutigen Zwischenräume werden als Fontanellen bezeichnet.

Die Sinnesorgane

Die Augen sitzen im oberen Teil des Gesichtsschädels in den Augenhöhlen. Zahlreiche Augenmuskeln ermöglichen ihre Bewegung.

Die Nase ist über den Rachen mit der Luftröhre verbunden und dient primär dem Atmen. Im so genannten Nasendach sitzt aber auch der Geruchssinn, der die Wahrnehmung von sechs Geruchsklassen und zigtausenden unterschiedlichen Geruchsqualitäten ermöglicht.

Die Mundhöhle stellt den Anfang des Verdauungstraktes dar. Auf der Zunge befindet sich der Geschmackssinn, mit dem sich die vier Grundqualitäten bitter, sauer, salzig und süß schmecken lassen. Die Mundhöhle ist zugleich Klangkörper und dient dem Sprechen.

Im Innenohr befindet sich das Gehör, das uns ermöglicht, frequenzabhängig Schallwellen wahrzunehmen. Auch das Gleichgewichtsorgan hat hier seinen Platz. Alle Sinnesorgane sind über Nerven an den Knochen entlang oder durch sie hindurch mit den jeweils zuständigen Zentren im Gehirn verbunden. Die Durchtrittsstellen befinden sich meist an Schädelnähten.

Das Gehirn

Im Hirnschädel befindet sich das an das Schädeldach angrenzende Großhirn. In der Großhirnrinde liegen verschiedene Zentren, die der Wahrnehmung, dem Erkennen, dem Denken und den bewussten Bewegungsabläufen dienen.

Unterhalb des Großhirns sitzen Mittelhirn, Thalamus, Hypothalamus, Hypophyse und Epiphyse. Das Mittelhirn enthält Zentren für optische und akustische Wahrnehmung. Der

Thalamus filtert sensorische Erregungen und erweitert Sinnesreize zu gefühlsbetonten Sinnesempfindungen. Der Hypothalamus steuert die vegetativen Funktionen des Körpers und über die Hypophyse den Hormonhaushalt. Im hinteren Bereich des Hirnschädels liegt unterhalb des Großhirns das Kleinhirn. Es kontrolliert den Gleichgewichtssinn und den Ablauf von Körperbewegungen.

WISSEN

Der Osteopath kann die primäre Respirationsbewegung ertasten

Die primäre Respirationsbewegung kann am Kopf besonders gut erspürt werden. Die zyklische Neubildung des Liquors überträgt sich in Form einer minimalen Druckveränderung auf die Dura mater, die ihrerseits den Hirnschädel auskleidet. Während der Produktionsphase des Liquors, der so genannten Inspir-Phase oder Flexion, dehnt sich der Schädel seitlich und nähern sich Stirn und Hinterhaupt einander. Während der Resorptionsphase des Liquors, der Exspir-Phase oder Extension, zieht sich der Schädel seitlich zusammen und weichen Stirn und Hinterhaupt auseinander. Es handelt sich hierbei wohlgemerkt um sehr kleine und nicht sichtbare Bewegungen, die nur ein Osteopath mit seinen geschulten Händen palpieren (ertasten) kann.

Das Gehirn bildet zusammen mit dem Rückenmark das Zentralnervensystem. Die Wirbelsäule, in deren Innern das Rückenmark verläuft, ist über Kopfgelenke neben dem Hinterhauptloch mit dem Schädel verbunden. Der durch das Hinterhauptloch führende Teil des Zentralnervensystems wird Stammhirn genannt und enthält verschiedene Reflexzentren und das Atemzentrum.

Das Zentralnervensystem wird von drei Häuten umhüllt. Die äußerste Hirnhaut, die so genannte Dura mater, kleidet den Hirnschädel von innen aus. Sie umgibt das Gehirn wie ein Ballon, verlässt den Schädel über das Hinterhauptloch und umschließt schlauchförmig das Rückenmark.

Die primäre Respirationsbewegung

Gehirn und Rückenmark baden in der Gehirn-Rückenmark-Flüssigkeit (Liquor cerebrospinalis). Diese wird schubweise in den Hirnkammern produziert und füllt, bevor sie in den Blutbahnen des Schädels absorbiert wird, den Raum zwischen Gehirn und Hirnhäuten aus. Die zyklische Neubildung des Liquors erfolgt acht- bis vierzehnmal in der Minute. Warum der Liquor ständig neu gebildet wird, ist nicht bekannt. Möglicherweise zeigt sich der Organismus hier so verschwenderisch, weil das Gehirn unser kostbarstes Organ ist. Die zyklische Neubildung steht auch in keinem Zusammenhang mit der Atmung oder dem Herzrhythmus und kann nicht durch Körperaktivitäten beeinflusst werden. Sie gehört zu den Automatismen des menschlichen Körpers und wird in der Osteopathie als »primäre Respirationsbewegung« bezeichnet. Sie stellt ein wichtiges diagnostisches Instrument dar, mit dem sich Vitalität und mögliche funktionelle und strukturelle Störungen ermitteln lassen.

WISSEN

... und sie bewegen sich doch.

In der Schulmedizin wird eine Beweglichkeit der Schädelknochen mit Ausnahme von Zungenbein, Unterkiefer und Gehörknöchelchen verneint. Die Knochennähte gelten als fest, die einzelnen Schädelknochen verwachsen demnach und härten aus. Dabei wurde die Beweglichkeit der Schädelknochen – lange vor William Garner Sutherland – bereits im 17. Jahrhundert von dem italienischen Mediziner Baglivi beschrieben. Selbst heute gilt in der Schulmedizin die Knochenstruktur der Schädelnähte zu Recht als Geflechtknochen und nicht als Lamellenknochen. Die letztgenannte Struktur bildet sich, wenn ein fertiger Knochen aushärtet. Die Geflechtstruktur entsteht dagegen bei Knochenbildung, ein deutlicher Hinweis auf tatsächlich stattfindende Bewegung.

Schädelknochen sind beweglich

Bewegungen der Schädelknochen sind deshalb möglich, weil der Schädel nicht aus einer starren Kapsel besteht, sondern sich aus einzelnen Knochen zusammensetzt. Das erlaubt den einzelnen Schädelknochen, leichte Bewegungen auszuführen und der primären Respirationsbewegung zu folgen.

Da die Schädelknochen an den Knochennähten miteinander verbunden sind, erfolgen die Bewegungen nicht im freien Raum. Die Knochennähte nehmen vielmehr die Funktion von Gelenken wahr und ermöglichen erst Ausmaß und Richtung der jeweiligen Bewegung. Je nach Lage führt jeder einzelne Schädelknochen seine Bewegung um eine oder mehrere Bewegungsachsen aus.

Durch das Ertasten (Palpieren) der primären Respirationsbewegung am Schädel kann der Osteopath die Bewegungen der einzelnen Schädelknochen spüren. Er kann so feststellen, ob die primäre Respirationsbewegung gleichmäßig und harmonisch erfolgt oder ob Asymmetrien entstehen, ob sich Spannungen an den einzelnen Knochennähten bilden oder ob traumatisch bedingte Kompressionen oder pathologische Verwachsungen vorhanden sind. Störungen lassen sich nicht nur im knöchernen Bereich des Schädels, sondern auch im faszialen (Hirnhäute) und vaskulären Bereich (Gefäße) palpieren.

Die Folgen eingeschränkter Beweglichkeit

Die Folgen solcher Unstimmigkeiten können zahlreich sein und die unterschiedlichsten Symptome im gesamten Körper hervorrufen. Spannungen einzelner Knochennähte können etwa das gleichmäßige Schädelwachstum beeinflussen oder zu einer Kieferfehlstellung bei Kindern führen. Geburtsbedingte Kompressionen können die Hirnnerven an ihren Ein- und Austrittsstellen an der Schädelbasis einengen und zu Schiefhals (bei Druck auf den Beinerv) oder Darmkoliken (bei Druck auf den Eingeweidenerv) führen. Asymmetrien der Schädelknochen können die Nervenverbindungen zu den Sinnesorganen beeinträchtigen und die Sinneswahrnehmungen täuschen. Verschobene Schädelknochen lösen möglicherweise idiopathische Skoliosen aus. Zumindest lassen sich bei Patienten, die an idiopathischer Skoliose leiden, meist Torsionen des Schädels feststellen.

Zu viel oder zu wenig Beweglichkeit der Kopfgelenke kann zu Kompensationen entlang der Wirbelsäule führen und hier Beschwerden verursachen.

Schließlich können Asymmetrien, Spannungen oder Kompressionen des Schädels einen erhöhten Zug auf die Dura mater ausüben, der sich bis zum Kreuz- und Steißbein fortsetzt. Umgekehrt können Probleme im Beckenbereich bis in den Kopf reichen und dort Beschwerden auslösen.

Osteopathische Behandlung am Schädel

Ein Osteopath kann mit seinen manuellen Techniken die »Unstimmigkeiten« am Schädel behandeln, indem er die Bewegungen der primären Respirationsbewegung respektiert und nutzt und mit den Händen unterschiedliche Grifftechniken anwendet.

Die Kräfte, mit denen er dabei auf den Schädel einwirkt, sind minimal. Was zählt, sind die Dauer der Einwirkung und die exakte Arbeit an genau definierten Stellen. Sie ermöglichen große Veränderungen, die jedoch allesamt sehr sanft ablaufen.

Die Wirbelsäule

Die Wirbelsäule ist jener bewegliche Teil des Skeletts, der den Schädel mit dem Becken verbindet. Sie trägt den Kopf, die Arme und den Rumpf. Die Wirbelsäule besteht aus 33 bis 34 einzelnen Wirbeln, die je nach Lage unterschieden werden in 7 Hals-, 12 Brust-, 5 Lenden-, 5 Kreuz- und 4 bis 5 Steißwirbel. Dementsprechend wird auch die Wirbelsäule in die Abschnitte Halswirbelsäule (HWS), Brustwirbelsäule (BWS) und Lendenwirbelsäule (LWS) unterteilt. Im Alter von etwa 20 bis 25 Jahren verschmelzen am Becken die Kreuzwirbel zum Kreuzbein und die Steißwirbel zum Steißbein.

Die Form der Wirbel

Die Form der einzelnen Wirbel ähnelt sich. Lediglich die obersten beiden Halswirbel Atlas und Axis, auf denen der Schädel ruht, weisen eine andere Form auf. Von oben betrachtet hat jeder einzelne Wirbel in seinem Inneren ein Loch, das so genannte Wirbelloch. In ihrer Gesamtheit bilden diese Wirbellöcher den Rückenmarkskanal. Rückenmarksnerven, die den gesamten Körper durchziehen, verlassen den Rückenmarkskanal durch die so genannten Zwischenwirbellöcher jeweils links und rechts zwischen zwei Wirbeln. Seitlich gesehen weist die Wirbelsäule eine doppelt-s-förmige Krümmung auf (medizinisch: Hals- und Lendenlordose bzw. Brustkyphose), die die Beweglichkeit und Ausrichtung der einzelnen Wirbel bestimmt.

Die Schwerkraft bestimmt natürlich auch die Körperhaltung. Stimmt die Haltung nicht, entstehen im Körper Bereiche unnatürlicher Spannung und Laxheit, die der Körper auszugleichen versucht. Gelingt ihm dies nicht, bilden sich Kompensationen, die auf Dauer zu Krankheiten oder Verletzungen führen können. Daher stellt die Betrachtung der Körperhaltung, insbesondere die der Krümmungen der Wirbelsäule, für den Osteopathen ein sehr wichtiges diagnostisches Instrument dar.

WISSEN

Der Einfluss der Schwerkraft

Aus osteopathischer Sicht sind die Krümmungen der Wirbelsäule das Ergebnis des Einflusses der Schwerkraft auf den menschlichen Körper. Die Krümmungen entwickeln sich schon im Säuglings- und Kleinkindalter. So entsteht die Halslordose durch den ständigen Versuch, den Kopf aus der Bauchlage gegen die Schwerkraft anzuheben. Das spielerische Beschäftigen mit den eigenen Beinen in Rückenlage trainiert hingegen die Bauchmuskeln, die für die Stabilität der späteren Lendenlordose wichtig sind. Mit zunehmender Aufrichtung über das Robben, Krabbeln, Sitzen und den freien Stand bis hin zum Gehen werden die einzelnen Krümmungen endgültig geformt und in ihrer Funktion stabilisiert.

Die Haltungstypen

Im Idealfall, bei normaler Körperhaltung, verläuft die so genannte zentrale Schwerkraftlinie, das Lot, vom Schädel über den fünften Halswirbel durch den dritten Lendenwirbel hindurch und verlässt den Körper durch das Zentrum des Beckens. Der Kopf befindet sich über dem Zentrum des Beckens, Schultergürtel (Schulterblatt und Schlüsselbein) und Becken liegen in einer Ebene. Das Fußgewölbe kann so das komplette Körpergewicht tragen.

Der anteriore Haltungstyp

Weicht die Körperhaltung von dieser Idealform ab und neigt sich der Rumpf über dem Becken nach vorn, spricht der Osteopath von einem »anterioren Haltungstyp«. Das Becken ist dann leicht nach vorn gedreht. Fast das gesamte Körpergewicht wird von den Fußballen getragen. Steißbein, Kreuzbein- und Lendenwirbelbereich stehen unter Spannung, weil sie sich bemühen, den Körper aufrecht zu halten. Die Krümmung im Halswirbelbereich (HWS-Lordose) ist verstärkt, weil der Kopf versucht, die Augen horizontal nach vorn auszurichten. Brust- und Bauchraum weisen einen erhöhten Druck auf. Auch die Bewegungen des Zwerchfells können gestört sein. Der Patient neigt deshalb zu Beschwerden an Augen, Ohren, Hals und Nase und zeigt sich anfällig für Blasenprobleme sowie für Leistenbrüche. Anteriore Haltungstypen weisen dabei häufig ein so genanntes absteigendes Verletzungsmuster auf. Das bedeutet, dass Verletzungen im oberen Körperbereich meist zu Kompensationsschäden im unteren Körperbereich führen.

Der posteriore Haltungstyp

Neigt der Rumpf im Vergleich zum Becken dagegen nach hinten, spricht der Osteopath von einem »posterioren Haltungstyp«. Das Körpergewicht liegt dann hauptsächlich auf den Fersen, das Fußgewölbe ist meist zusammengebrochen. Die vorderen Muskeln des Oberschenkels stehen unter Spannung, die Knie befinden sich nicht im Lot, auf den inneren Organen der Bauchhöhle herrscht ein großer Druck, und die Bänder und Muskeln des Beckens sind gedehnt. Da das Becken nach hinten neigt und der Schwerpunkt hinter der Fußmitte liegt, muss ein Gegengewicht geschaffen werden. Dies gelingt dem Körper, indem er vor allem den Schultergürtel nach vorn schiebt, dafür aber den Nacken extrem belastet. Die Krümmung auf Höhe der Schulterblätter (Dorsalkyphose) tendiert zum Buckel.

Posteriore Haltungstypen haben oft Schwierigkeiten mit Augen, Nase und Rachen und neigen zu Problemen im analen und urogenitalen Bereich. Sie weisen eher ein aufsteigendes Verletzungsmuster auf. Verletzungen im unteren Körperbereich führen häufig zu Kompensationsschäden im oberen Körperbereich.

Die unterschiedlichen Bewegungsarten

Aus osteopathischer Sicht spielen neben der Haltung auch die Bewegungsarten der Wirbelsäule eine wichtige Rolle. Wie für jeden anderen Körperbereich lassen sich bei der Wirbelsäule drei Arten von Bewegung unterscheiden.

Das zentrale Nervensystem, das auch durch den Rückenmarkskanal der Wirbelsäule verläuft, steuert die willentlichen Bewegungen, also die so genannte Mobilität. Bewegungen der Wirbelsäule sind möglich, da die einzelnen Wirbel über jeweils zwei Wirbelgelenke und eine ebene Gelenkfläche miteinander verbunden sind. Auf diesen Gelenkflächen sitzen die Bandscheiben, knorpelige Ringe mit innerem Gallertkern. Sie tragen die Last des Körpers. Die Wirbel schaffen Stabilität, die Bandscheiben und die Wirbelgelenke erlauben Beweglichkeit. Die Wirbelsäule kann sich nach vorn und hinten beugen, zur Seite neigen und seitlich drehen.

Info

Die »Schlüsselwirbel«

In der Osteopathie stellen drei Wirbel wichtige Drehpunkte für die zahlreichen Bewegungsabläufe des Körpers dar. Sie gelten als »Schlüsselwirbel« und werden bei Problemen der Wirbelsäule häufig aufmerksam untersucht und gegebenenfalls behandelt. Es sind dies der fünfte Halswirbel (HWK 5), der vierte Brustwirbel (BWK 4) und der dritte Lendenwirbel (LWK 3).

Die Wirbelsäule unterliegt außerdem Bewegungen, die vom autonomen oder vegetativen Nervensystem gesteuert werden; wir erleben dies als die körpereigenen Automatismen. Der Atemrhythmus hat dabei den größten Einfluss auf die Wirbelsäule. Beim Einatmen bewegt sich die Krümmung der Halswirbelsäule (HWS-Lordose) seitlich gesehen von innen nach außen. Luft strömt in die Lunge, der Brustkorb weitet sich und zieht die Wirbelsäule im Brustbereich nach vorn.

Das Zwerchfell drückt beim Einatmen auf die Bauchorgane, der Druck in der Bauchhöhle erhöht sich, die Krümmung im Lendenwirbelbereich (Lendenlordose) weicht nach hinten. Die Krümmungen nehmen insgesamt ab. Beim Ausatmen erfolgen diese Bewegungen genau in die entgegengesetzte Richtung, insgesamt etwa 20 000-mal am Tag. Dabei reduziert sich beim Einatmen die Stärke der einzelnen Krümmungen und streckt sich die Wirbelsäule in die Länge. Beim Ausatmen kehrt sie in ihre Ausgangsposition zurück. Bei vertiefter Ein- und Ausatmung lässt sich dies besonders gut beobachten.

Neben dem Atemrhythmus übt auch der Herzrhythmus – durch die Nähe des Herzens zur Brustwirbelsäule und die Pulsation der zahlreichen Blutgefäße entlang der Wirbelsäule – seinen Einfluss auf die Bewegungen der Wirbelsäule aus. Selbst die Bewegungen der inneren Organe, wie etwa die Peristaltik des Verdauungstraktes, lassen sich an Bewegungen der Wirbelsäule nachweisen, die über zahlreiche Strukturen mit diesen Organen verbunden ist.

Das kraniosakrale System

Auch die primäre Respirationsbewegung (siehe S. 59) lässt sich entlang der Wirbelsäule erspüren, verursacht also Bewegung. Der Impuls, den die zyklische Neubildung des Liquors im Schädel verursacht, pflanzt sich dabei im Rückenmarkskanal bis zum Becken hin fort. Der Grund liegt in den Membranen, die das komplette zentrale Nervensystem auskleiden. Diese Membranen umgeben als Hirnhäute das Gehirn und kleiden den Schädel aus. Sie verlassen den Schädel über das große Hinterhauptsloch und setzen sich als spinale Dura mater (»Duralsack«) im Rückenmarkskanal bis zum Steißbein hin fort. Hirnhäute und spinale Dura mater bilden so eine schlauchähnliche Einheit. Die zyklischen Inspir- und Exspir-Phasen der primären Respirationsbewegung lassen sich deshalb als mechanischer Impuls bis zum Kreuz- und Steißbein erspüren.

Info

Die Wirbelsäule – Seismograph der Körperfunktionen

Direkt oder indirekt stehen alle Bereiche des Körpers mit der Wirbelsäule in Verbindung. Funktionelle Störungen, Schäden oder Krankheiten des Körpers lassen sich somit an der Wirbelsäule ablesen. Umgekehrt können Störungen an der Wirbelsäule zu Beschwerden in anderen Körperregionen führen.

Durch die genaue Untersuchung von Haltung, Bewegungen und Beweglichkeit der Wirbelsäule kann der Osteopath einerseits die Ursachen von Körperbeschwerden lokalisieren und andererseits Störungen an der Wirbelsäule behandeln.

Die Embryonalentwicklung

Der Mensch wächst und verändert sich. Die größten Veränderungen erfolgen während der Entwicklung der befruchteten Eizelle zum Neugeborenen. Die einzelnen Körperstrukturen, ihre Lage zueinander, ihre Beweglichkeit und die sie vereinigenden Verbindungen entstehen während der embryonalen Phase. Wer den Organismus in seiner Ganzheitlichkeit erfassen will, muss dessen Entwicklung von der Befruchtung bis zur Geburt hin kennen.

Die Keimblätter als Ursprung der verschiedenen Gewebetypen

Den für die Embryonalentwicklung wichtigsten Abschnitt stellt die Zeit zwischen der vierten und achten Schwangerschaftswoche dar. In dieser Phase werden die Organe angelegt und erfolgt die Differenzierung der unterschiedlichen Körpergewebe aus den drei Keimblättern.

Aus dem äußeren Keimblatt gehen sämtliche Organe hervor, die später Kontakt zur Außenwelt haben, wie Haut mit Haaranlagen, Milchdrüsen, Schweißdrüsen und Zahnschmelz, aber auch das zentrale und das periphere Nervensystem sowie die Sinnesorgane. Sie entstehen aus einer Einheit und bilden auch beim erwachsenen Menschen ein Kontinuum.

Aus dem mittleren Keimblatt entwickeln sich einerseits Muskulatur, Knorpel, Knochen und Bindegewebe der segmental gegliederten Körperabschnitte und andererseits die Strukturen, die später die Körperhöhlen auskleiden, wie Rippen-, Lungen- und Bauchfell, sowie das Zwerchfell und die organumhüllenden Faszien. Blut- und Lymphgefäße, Harnsystem und Geschlechtsorgane entwickeln sich ebenfalls aus dem mittleren Keimblatt.

Aus dem inneren Keimblatt entsteht hingegen die innere Haut der Organe, also die Schleimhäute des Verdauungstrakts, des Atemsystems, die Auskleidung des Innenohrs, aber auch die von Blase, Mandeln, Schilddrüse, Leber, Bauchspeicheldrüse und Thymus.

Wie die Faszien entstehen

Die für die osteopathische Behandlung so wesentlichen Faszien gehen aus dem mittleren Keimblatt hervor. Die Faszienhüllen der einzelnen inneren Organe entstehen dabei aus einem breiten Band. Dieses Band befestigt das Verdauungsrohr, aus dem sich später der Verdauungstrakt mit seinen einzelnen Organen entwickelt.

Im Laufe des Heranreifens im Mutterleib bilden sich Teile dieses Bandes aus, umhüllen beispielsweise nach vorn hin die spätere Leber und verbinden sie mit der Bauchwand.

Diese Verbindung der Leber zur Bauchwand bleibt später auch beim erwachsenen Menschen bestehen. Sie bildet eine Achse, um die sich die Leber beim Atmen sowohl nach links als auch nach rechts neigt. Wenn der Osteopath die korrekte Funktion der Leber untersucht, wird er unter anderem deren atmungsabhängige Bewegung um dieses Band herum überprüfen.

Der nach hinten verlaufende Teil des breiten Bandes umhüllt gänzlich den späteren Magen und befestigt diesen auf seiner linken Seite zur Bauchwand hin. Die vollständige Umhüllung gewährleistet dem Magen eine gute Beweglichkeit. Der Dünndarm wird gleichfalls vollständig umhüllt, woraus sich später das dünndarmeigene Mesenterium entwickelt, dessen Anheftungsstelle, die Gekrösewurzel, an der Lendenwirbelsäule ansetzt. Die Umhüllung schafft dem Dünndarm eine hohe Beweglichkeit. In der Umhüllung verlaufen außerdem die für die Dünndarmversorgung notwendigen Blut- und Lymphgefäße und Nerven. Auch die sich bildende Milz wird umhüllt. Ein Band verbindet sie mit Magen, linker Niere und Zwerchfell.

Info

Die Auswirkungen von Zug und eingeschränkter Beweglichkeit

Wenn man weiß, wie viele Verbindungen und Umhüllungen aus einem einzigen Band hervorgehen, lässt sich erahnen, welche

Auswirkungen Zug oder eingeschränkte Beweglichkeit eines einzelnen Organs, von Faszien übertragen, auf alle anderen Organe haben.

Der Weg des Krankwerdens

Von der Gesundheit bis zum Kranksein führt ein Weg, der sich aus osteopathischer Sicht in vier Abschnitte unterteilen lässt.

Zu Beginn steht die Gesundheit als Fähigkeit des Körpers, Einflüsse von innen oder außen auszugleichen. Der Organismus kann Einflüsse zum eigenen Vorteil aufnehmen oder auch abwehren. Gelingt ihm die Abwehr nicht vollständig, hinterlässt der Einfluss einen Abdruck. Dabei muss nicht gleich eine Struktur zu Schaden kommen. Die Spur kann sich auch in einer gestörten Funktion zeigen. Der Körper versucht, die beeinträchtigte oder gar ausgefallene Funktion auszugleichen. Er kompensiert die Funktion, indem er sie sich von einer anderen Struktur »ausleiht«.

Eine Krankheit bricht aus, wenn die Struktur geschädigt wird. Der Schaden kann Folge einer anhaltenden funktionellen Störung sein. Er kann aber auch an der kompensierenden Struktur auftreten, wenn diese mit ihrer neuen Aufgabe überfordert ist. Strukturelle Störungen liefern klinische Befunde und werden vorwiegend schulmedizinisch behandelt.

Info

Hilfe durch den Osteopathen

Ein Osteopath kann funktionelle Störungen entdecken und lösen. Er kann Kompensationen aufspüren und beheben und schließlich bei der Behandlung struktureller Schäden den Schulmediziner sinnvoll ergänzen. Auf jedem einzelnen Abschnitt entlang dem Weg zum Krankwerden kann der Osteopath helfend einschreiten.

Gesund sein heißt ausgleichen

Der Begriff »Gesundheit« lässt sich nur schwer definieren. Die Weltgesundheitsorganisation (WHO) beschreibt Gesundheit als einen Zustand völligen körperlichen, seelischen und sozialen Wohlbefindens. Doch so bleibt Gesundheit nur ein erstrebenswertes Ziel, das nie oder kaum zu erreichen ist.

Gesundheit variiert von Mensch zu Mensch und wird von zahlreichen inneren und äußeren Faktoren bestimmt. Sie ist vor allem kein fester Zustand, sondern eine dynamische Form des Gleichgewichts. Daher stellt dieses Gleichgewicht keine Ziellinie dar, die man erreichen kann, sondern eher einen schmalen Weg, der uns erlaubt, zwischen dem linken und dem rechten Wegrand hin- und herzugehen. Solange wir uns in diesem Gleichgewicht befinden, sind wir gesund. Bringen uns irgendwelche Einflüsse zum Stolpern oder vom Weg ab, erkranken wir.

Gesundheit ist lebensnotwendig

Damit unser Organismus all seine Funktionen perfekt ausüben kann, muss er gesund sein. Aus diesem Grund ist unser Körper bei Krankheiten immer bestrebt, sein gesundheitliches Gleichgewicht zurückzuerlangen. Fehlt dieser Antrieb, mangelt es an Lebenswillen, stirbt der Mensch.

Die Reaktionen auf innere und äußere Einflüsse

Gesundheit erlangen zu wollen, ist eine Voraussetzung für das Leben und beginnt in dem Augenblick, in dem das Leben anfängt. Von dem Moment an beginnen auch innere und äußere Einflüsse auf den entstehenden Organismus zu wirken. Dessen Fähigkeiten, auf diese Einflüsse zu reagieren, bestimmen seine Gesundheit. Grundsätzlich kann der Körper auf dreierlei Art auf diese Einflüsse reagieren: Er kann sie zum eigenen Vorteil aufnehmen, er kann sie abwehren oder, wenn er überfordert wird, im Extremfall gar mit einem Schock antworten.

Die Aufnahme zum eigenen Vorteil erfolgt beispielsweise, wenn wir uns gesund ernähren, wenn wir durch sportliche Aktivitäten Kreislauf und Muskulatur stärken oder wenn uns seelische Einflüsse in eine positive Stimmung versetzen.

Wehrt der Körper die Einflüsse ab, kann dies recht kurzfristig geschehen oder lange Zeit beanspruchen. Die Abwehr kann erfolgreich sein, sie kann aber auch Spuren, etwa in Form von Narben oder Kompensationen, hinterlassen.

Der Schock stellt ebenfalls eine Form der Abwehr dar, doch treten dabei die Einflüsse derart heftig und überraschend auf, dass der Körper überrumpelt wird; ihm bleibt nur noch der Schock als letzte Form der Abwehr.

Einflüsse: Was sie sind, woher sie kommen

Einflüsse sind keineswegs nur negativ. Ganz im Gegenteil, von den unendlich vielen Einflüssen, die tagtäglich auf uns einwirken, stellt nur eine verschwindend kleine Zahl eine echte Gefahr dar.

Nicht der Einfluss ist – von seltenen Ausnahmen abgesehen – entscheidend, sondern wie der Organismus darauf reagiert.

Interne Einflüsse

Einflüsse können von innen kommen. Der Organismus baut ständig Körperzellen auf und ab. Dabei kommt es fortlaufend zu Störungen, etwa in Form von unkontrollierten Zellteilungen, die der Organismus fast immer rechtzeitig stoppen kann. Gelingt ihm dies nicht, wachsen Tumoren heran.

Externe Einflüsse

Einflüsse können aber auch von außen kommen. Der Organismus braucht sie zum Leben, da er autark nicht funktionieren kann. Für die wichtigsten Einflüsse hat der Körper sogar eigene Sinnesorgane entwickelt. Ob wir etwas sehen, riechen, schmecken, fühlen oder hören – es sind jeweils Einflüsse, die wir wahrnehmen.

Einflüsse, die der Körper aufnehmen oder folgenlos abwehren kann, stärken sogar die Gesundheit, also die Fähigkeit, weitere Einflüsse ausgleichen zu können. Der Organismus macht sich sozusagen den Weg seiner Gesundheit breiter, um nicht mehr so leicht davon abgedrängt zu werden.

Externe Einflüsse lassen sich auf verschiedene Art unterscheiden. Es gibt Einflüsse, die kontinuierlich auf den Organismus einwirken, wie die Schwerkraft, die Luft und das Sonnenlicht. Es gibt andere Faktoren, die keine Konstanz aufweisen und sich in Frequenz, Dauer und Intensität unterscheiden.

Externe Einflüsse lassen sich auch nach ihrer Herkunft differenzieren. Diese kann physischer Natur sein, wozu beispielsweise Unfälle zählen, aber auch jede noch so feine Form von körperlicher Einwirkung auf den Organismus. Zu den äußeren Einflüssen zählen aber auch die individuellen Lebensgewohnheiten wie Essen, Trinken, Rauchen, Schlafen oder Sport treiben. Auf sie hat der Einzelne immer den größten Einfluss. Eine osteopathische Behandlung beinhaltet daher oft auch Ratschläge zur Lebensweise.

Die Psyche als weiterer Einflussfaktor

Einflüsse treten selten einzeln auf, da ein Ereignis immer eine Vielzahl an Reaktionen auslöst. Ein Unfall beispielsweise, der sich hauptsächlich physisch auswirkt, wird auch immer eine psychische Komponente haben und somit gleichzeitig auf den Körper und die Psyche wirken.

Info

Die Rolle der Psyche in der Osteopathie

Die Osteopathie berücksichtigt die Psyche, aber sie beschäftigt sich nicht vordergründig mit ihr. Das Arbeitsgebiet des Osteopathen ist schwerpunktmäßig der Körper des Menschen und nicht seine Seele. Daher beschränkt sich der Osteopath vorwiegend auf die physischen und die mit der Lebensweise in Zusammenhang stehenden Einflüsse.

Wenn die Funktion gestört wird

Wie sich Einflüsse auswirken, hängt, wie bereits beschrieben, einerseits von Frequenz, Dauer und Intensität ab und andererseits von der Fähigkeit des Körpers, darauf zu reagieren. Ist der Einfluss heftig genug und die Reaktionsfähigkeit des Körpers zu gering, wird die Struktur geschädigt. Schäden an der Struktur liefern klinische Werte. Der Betroffene gilt als krank und benötigt schulmedizinische Behandlung.

Häufig verändert aber ein Einfluss nur die Funktion der Struktur. Die Struktur selbst bleibt vorerst intakt, klinisch relevante Werte lassen sich in diesem Fall meist nicht ermitteln. Für den Osteopathen sind gerade diese Einflüsse von besonderem Interesse. Denn Störungen der Funktion stehen meist am Beginn einer Krankheit.

Die osteopathische Verletzung

Die Störung einer Funktion bezeichnet der Osteopath als »osteopathische Verletzung«. Sie führt – abhängig von der betroffenen Struktur – selten zu klinischen Auffälligkeiten. Ein Patient, der eine osteopathische Verletzung aufweist, gilt nicht als erkrankt. In der Regel wird der Patient die osteopathische Verletzung selbst gar nicht bemerken, sondern höchstens über ein Unwohlsein klagen. Für den Osteopathen ist dies ein ernst zu nehmender Hinweis auf eine mögliche beginnende Erkrankung. Der Organismus wird versuchen, die gestörte Funktion zu kompensieren. Gelingt ihm dies nicht, wird die gestörte Funktion früher oder später die Struktur schädigen. Spätestens dann zeigen sich Beschwerden, die mit klinischen Werten belegt werden können. Der Patient gilt dann als erkrankt.

Info

Osteopathie als Prävention

Der Osteopath kann eine osteopathische Verletzung früh erkennen und behandeln. Darin liegt der große Vorzug der Osteopathie. Wenn eine osteopathische Verletzung den Beginn einer Krankheit markiert und der Osteopath die osteopathische Verletzung zum Abklingen bringt, dann behandelt er im herkömmlichen Sinne präventiv. Er kann also das Entstehen von Krankheiten verhindern.

Eine osteopathische Verletzung zeigt sich immer an einer in ihrer Quantität und Qualität veränderten Bewegung im Gewebe. Diese Veränderungen kann der Osteopath mit seinen Händen erspüren.

Veränderte Bewegungen

Da alle Strukturen direkt oder indirekt miteinander verbunden sind, erfolgen die einzelnen Bewegungen um Bewegungsachsen herum. Eine funktionelle Störung kann sich in einer veränderten Bewegungsachse zeigen. Die Struktur gibt auch das Ausmaß einer Bewegung vor. Ein verringertes oder erhöhtes Bewegungsausmaß weist auf eine funktionelle Störung hin. Selbst die Qualität einer Bewegung kann beeinträchtigt sein, sie kann schwer oder stockend ablaufen. Die Bewegung kann insgesamt zu langsam erfolgen, oder ihr Rhythmus nicht stimmen, alles Hinweise auf eine osteopathische Verletzung.

WISSEN

Die osteopathischen Bewegungsformen

Die Osteopathie kennt drei Formen von Bewegungen, die sich an allen Körperstrukturen beobachten lassen: die Mobilität, die Motrizität und die Motilität.

- Die Mobilität bezeichnet alle Bewegungen, die wir willentlich, also über das zentrale Nervensystem, steuern.
- Die Motrizität umfasst die passiven Bewegungen, denen die Strukturen ausgesetzt sind, wenn sie von anderen Strukturen mitbewegt werden, genauso wie die Bewegungen, die durch das vegetative Nervensystem gesteuert werden.
- Die Motilität schließlich steht für die Bewegungen, die durch die primäre Respirationsbewegung ausgelöst werden.

Veränderungen der Bewegungen ergeben sich selbstverständlich auch bei strukturellen Schäden. Doch dann liegen konkrete Beschwerden oder Symptome vor, die Ursache des Problems kann unmittelbar ausgemacht und behandelt werden.

Bewegungen und somit auch Bewegungsveränderungen hängen von der betroffenen Struktur ab. Der Osteopath kennt die jeweiligen Bewegungen einer gesunden Struktur und kann daher auch Veränderungen feststellen.

Veränderte Beweglichkeit zeigt funktionelle Störungen an

Ein Knochengelenk selbst weist keine funktionellen Störungen auf, da es keine Eigenbewegungen ausführt, doch kann die Funktion der anknüpfenden Muskeln oder Bänder gestört sein, was sich auf die Beweglichkeit des Gelenks unmittelbar auswirkt. Das Ergebnis bleibt jedoch gleich: Die ungenügende oder fehlende Bewegung führt langfristig zu einer Veränderung der Struktur, weniger Gelenkschmiere wird gebildet, und das Gelenk versteift. Bewegungen verursachen dann Schmerzen.

Die osteopathische Verletzung eines Muskels zeigt sich häufig in einem Muskelspasmus oder einer Hypertonie, also der übermäßigen Spannung über einen längeren Zeitraum hinweg. Schränkt eine osteopathische Verletzung die Beweglichkeit eines Muskels ein, sind zum einen die von dem Muskel bewegten Strukturen betroffen und zum anderen der Muskel selbst.

Funktionelle Störungen der inneren Organe können, abhängig vom Ausmaß der Störung, klinische Werte liefern. Wenn etwa ein Organ wie der Magen die Produktion von Verdauungssäften deutlich reduziert oder erhöht, ist seine Funktion gestört, nicht unbedingt seine Struktur. Auf jeden Fall wird sich diese funktionelle Störung dem Osteopathen in einer veränderten Beweglichkeit zeigen. Die klinischen Werte bestätigen diesen Befund zusätzlich.

Info

Mit den Faszien osteopathische Verletzungen finden

Osteopathische Verletzungen beschränken sich selten auf die betroffene Struktur, sondern hinterlassen meist auch einen Abdruck in der Faszie, die die Struktur umgibt. Faszien können Zug oder Druck gut übertragen, sodass sich eine osteopathische Verletzung letztlich im gesamten Organismus zeigen kann. Den umgekehrten Weg nutzt der Osteopath. Indem er die Spannung der Faszie zu ihrem Ursprung zurückverfolgt, kann er die auslösende osteopathische Verletzung finden.

Dem Osteopathen steht eine Reihe von strukturspezifischen Techniken zur Verfügung, mit denen er osteopathische Verletzungen behandeln kann. Bleibt die Behandlung einer osteopathischen Verletzung aus, wird der Organismus versuchen, sich die verloren gegangene oder zumindest beeinträchtigte Funktion von einer anderen Struktur zu »borgen«. Das bezeichnet der Osteopath als Kompensation.

Solange der Körper kompensieren kann

Unser Organismus funktioniert nur, wenn das reibungslose Zusammenspiel aller Strukturen gewährleistet ist. Der Ausfall oder die Beeinträchtigung einer einzelnen Funktion darf dieses Zusammenspiel nicht gefährden. Der Organismus wäre sonst Einflüssen gegenüber viel zu anfällig. Deshalb besitzt der Körper die Fähigkeit, fehlende oder beeinträchtigte Funktionen weitestgehend zu ersetzen. Er bedient sich dabei der Strukturen, die anatomisch und physiologisch in der Lage sind, die beeinträchtigte Funktion zumindest vorübergehend zu übernehmen. Das gelingt nicht immer.

Kann der Körper die Funktion nicht ersetzen, entsteht eine Störung an der Struktur, der Organismus erkrankt. Auch lässt sich nicht jede Funktion ersetzen. Für lebenswichtige Bereiche wie Kreislauf und Atmung gibt es keinen Ersatz. Aus diesem Grund reagiert der Körper höchst alarmiert, wenn Störungen an solchen Funktionen auftreten.

Die Fähigkeit des Körpers, gestörte oder ausgefallene Funktionen zu ersetzen, bezeichnet man als Kompensation. Eine

Kompensation stellt letztlich eine Notlösung dar, die der Körper ergreift, um nicht ganz oder teilweise auf eine Funktion verzichten zu müssen. Notlösung deshalb, weil der Körper auf Strukturen zurückgreift, die zwar die Funktion zeitweise übernehmen können, dafür aber eigentlich nicht geschaffen sind.

Info

Risiken der Kompensation

Die kompensierende Funktion wird nie die Leistung der ursprünglichen Funktion erreichen können. Gleichzeitig wird die kompensierende Struktur das Ausmaß ihrer eigenen Funktionen reduzieren müssen. Kompensationen beeinträchtigen also immer die kompensierende Struktur. Insgesamt sinkt damit die Fähigkeit des Körpers, Funktionen auszuüben. Kann aber der Körper seine Funktionen nicht mehr im vollen Umfang wahrnehmen, verringern sich auch seine Möglichkeiten, Einflüsse auszugleichen oder folgenlos abzuwehren.

Oft bleiben Kompensationen bestehen und lösen sich nicht auf, wenn die betroffene Struktur ihre eigene Funktion wieder voll aufgenommen hat. Sie sammeln sich an, wie Wassertropfen in einer Regentonne. Je höher dabei der Pegel steigt, desto schmaler wird der Spielraum, der dem Organismus bleibt, um auf Einflüsse reagieren zu können. So kann es passieren, dass eine Erkältung dem einen Menschen den

Tod bringt, während ein anderer nach zwei Tagen Schnupfen wieder vollkommen gesund wird. Selbst eine harmlose Erkältung kann dann zum Tropfen werden, der die Tonne zum Überlaufen bringt.

Auch aus diesem Grund behandelt die Osteopathie keine einzelnen Krankheiten nach normierten Konzepten, sondern immer den gesamten Menschen als Individuum. Die Fähigkeit des Einzelnen, auf Einflüsse zu reagieren, hängt entscheidend von der Anzahl und der Schwere seiner Kompensationen ab. Die Krankheitsgeschichte eines Patienten, die der Osteopath erfragt, ist im Grunde genommen nichts anderes als die Auflistung seiner Kompensationen einschließlich der akuten Beschwerden.

Wo Kompensationen auftreten

Kompensationen folgen einer osteopathischen Verletzung, also der beeinträchtigten Funktion einer Struktur. Diese Folgen sucht der Organismus möglichst gering zu halten. Die Kompensation erfolgt immer so nah wie möglich an der betroffenen Struktur. Dabei geht der Körper den Weg des geringsten Widerstands. Meist, indem Strukturen, die eine ebenso große Beweglichkeit aufweisen, die beeinträchtigte Funktion übernehmen. So bleiben Kompensationen in der Regel schmerzfrei.

Abhängig vom Ausmaß der osteopathischen Verletzung, fällt es dem Organismus unterschiedlich schwer, die beeinträchtigte Funktion zu kompensieren. Je weiter eine Kompensation von der sie auslösenden osteopathischen Verletzung entfernt liegt, desto größer ist meist auch die osteopathische Verletzung selbst. Ein großer räumlicher Abstand zwischen Ursache und Kompensation kann auch auf weitere Störungen hindeuten, und zwar an Strukturen, die näher an der Ursache liegen und eigentlich genauso gut hätten kompensieren können.

Kompensationen erkennen

Kompensationen können sehr augenfällig sein. Wer beispielsweise auf einem Bein humpelt, weil das andere verletzt ist, kompensiert das verletzte Bein. Zu den auffälligsten Kompensationen zählen Körperasymmetrien, nach vorn gesenkte Schultern, durchgedrückte Knie, eine krumme Wirbelsäule, Plattfüße oder ein verdrehtes Becken.

Kompensationen können oft an den Strukturen festgestellt werden, die ein großes Maß an Bewegung zulassen, sowie an Strukturen, an denen viele Faszien enden. Dem Osteopathen zeigen sich Kompensationen genauso wie osteopathische Verletzungen in einer in ihrer Quantität und Qualität veränderten Bewegung. Immer ist dabei mindestens die Funktion betroffen, und das wirkt sich in einer veränderten Beweglichkeit aus.

In der Osteopathie werden nicht nur osteopathische Verletzungen behandelt, sondern auch Kompensationen. Sie sammeln sich an, oft unabhängig davon, ob ihre Ursache noch besteht oder nicht. Wenn der Osteopath eine Kompensation löst, erhöht er einerseits die Fähigkeit des Körpers, auf weitere Einflüsse zu reagieren, und verhindert andererseits das Entstehen einer Krankheit als mögliche Folge einer Kompensation.

Wenn der Körper überfordert wird

Wenn funktionelle Störungen die Struktur angreifen und an ihr Schäden verursachen, dann ist der letzte Abschnitt auf dem Weg des Krankwerdens erreicht. Die Krankheit bricht aus und zeigt sich anhand von spezifischen Symptomen oder Beschwerden. Die Schäden oder Veränderungen an der Struktur lassen sich klinisch nachweisen und sind meist typisch für das jeweilige Krankheitsbild. Der Körper hat es dann nicht geschafft, einen Einfluss abzuwehren. Dieser war entweder so groß, heftig oder lang andauernd, dass die Fähigkeit des Körpers, ihn auszugleichen und zu kompensieren, überfordert wurde. Der Einfluss kann auch relativ harmlos gewesen sein, doch haben sich im Körper so viele Kompensationen angesammelt, dass er auf diesen letzten Einfluss nicht mehr reagieren konnte.

Der Organismus gibt deswegen noch lange nicht auf. Eine Krankheit, die ausgebrochen ist, wird er umso heftiger bekämpfen. Dazu zieht er seine im gesamten Körper aktiven Selbstheilungskräfte zusammen und konzentriert sie auf den erkrankten Bereich. Das macht uns anfällig und führt bei ausbleibenden Schutzvorkehrungen dazu, dass wir zusätzlich weitere Krankheiten, häufig Infektionen, »einfangen«.

Zugleich reduziert der Körper andere, weniger wichtige Funktionen auf ein Mindestmaß. Daher fühlen wir uns, wenn wir krank sind, meist müde und kraftlos und suchen Ruhe.

Der Krankheitsverlauf ist abhängig von der Ursache und von der Fähigkeit des Körpers, die Krankheit zu bekämpfen. Deshalb unterscheiden wir zwischen rasch ablaufenden, akuten Krankheiten, langsam verlaufenden, chronischen Krankheiten und Krankheiten, die in Schüben auftreten.

Info

Die Behandlung struktureller Schäden gehört in die Schulmedizin

Die Behandlung von Krankheiten als Ausdruck struktureller Schäden oder Veränderungen obliegt der Schulmedizin. Abhängig von der jeweiligen Ursache einer Krankheit verfügt die Medizin über eine breite Palette unterschiedlicher Behandlungsmethoden, die chirurgischer, medikamentöser oder physikalischer Art sein können.

Krankheiten osteopathisch betrachtet

Aus Sicht eines Osteopathen stellt, wie beschrieben, eine Krankheit den letzten Abschnitt auf dem Weg des Krankwerdens dar. Ihr liegen funktionelle Störungen zu Grunde, die ihrerseits durch irgendwelche Einflüsse entstanden sind. Wenn die Schulmedizin funktionelle Störungen nicht (immer) erkennen kann, dann wird sie bei der Behandlung einer Krankheit nur deren Symptome kurieren, nicht aber ihre Ursache.

Hier zeigt sich ein wesentlicher Vorzug der Osteopathie. Der Osteopath vermag funktionelle Störungen zu erkennen und somit die Ursachen einer Krankheit zu behandeln. Er kann den Weg einer Krankheit nachzeichnen, von der funktionellen Störung über die Kompensation bis hin zur strukturellen Veränderung.

Info

Die Ermittlung der Krankheitsursache ist das Ziel

Das Ziel eines Osteopathen ist nicht die Behandlung einer einzelnen Krankheit. Ihn interessiert vielmehr, warum es zu dieser Krankheit gekommen ist und was den Organismus bisher davon abgehalten hat, diese Krankheit erfolgreich abzuwehren. Wenn es ihm gelingt, diese Ursachen aufzuspüren, kann er auch dem Organismus insgesamt helfen.

Krankheiten osteopathisch behandeln

Wenn ein Osteopath eine Krankheit, also eine strukturelle Veränderung oder einen strukturellen Schaden, behandelt, geht er im Prinzip genauso vor wie bei einer osteopathischen Verletzung. Die Störung an der Struktur selbst kann er nicht heilen, aber er kann der Struktur helfen, die eingeschränkte oder ausgefallene Funktion wiederzuerlangen. Funktionsdefizite wirken sich immer auf die Beweglichkeit aus. Mit seinen manuellen Techniken ermöglicht es der Osteopath der geschädigten Struktur, ihre ursprüngliche Beweglichkeit wiederzuerlangen. Stimmen die Bewegungen der Struktur wieder, so kann diese erneut ihre Funktion aufnehmen. Nur so können sich die Selbstheilungskräfte entfalten und den Schaden an der Struktur beheben.

2
Methoden

Beim Osteopathen in guten Händen

Der Osteopath spürt Bewegungseinschränkungen auf und stellt die Mobilität der betroffenen Bereiche wieder her, damit diese ihre natürliche Funktion wieder aufnehmen können.

Zu Beginn: die Krankheitsgeschichte

Wenn ein Patient mit Beschwerden einen Arzt aufsucht, fragt ihn der Arzt als Erstes nach seiner Krankheitsgeschichte. Der Arzt will wissen, wie sich die Beschwerden äußern, seit wann der Patient an ihnen leidet und in welchem Zusammenhang sie zum ersten Mal aufgetreten sind.

Auch ein Osteopath wird seinen Patienten nach dessen Krankheitsgeschichte befragen. Doch seine Befragung reicht weiter.

Info

Die osteopathische Anamnese

Die Anamnese, wie sie ein guter Osteopath erhebt, dient dazu, die Krankheitsgeschichte zu erfahren, sich ein Bild vom Patienten als Individuum zu machen und Vertrauen für eine erfolgreiche Behandlung aufzubauen.

Die Krankheitsgeschichte erfragen

Zu Beginn der Anamnese stehen die formalen Fragen wie etwa nach Name, Beruf und Alter. Soweit der Osteopath ein Therapeut ist und auf Indikation eines Arztes hin behandelt, wird dessen Rezept eingesehen. Dann befragt der Osteopath den Patienten nach seinen aktuellen Beschwerden. Wo treten die Beschwerden auf, wann machen sie sich bemerkbar, wie stark sind sie, wie äußern sie sich und seit wann leidet der Patient unter ihnen? Vieles erzählt der Patient gewöhnlich von sich aus, einiges muss nachgefragt werden.

Nicht selten sind Patienten bereits schulmedizinisch behandelt worden, wurden Medikamente oder Therapien verschrieben. Der Osteopath wird sich danach erkundigen und nach den Erfahrungen, die der Patient damit gemacht hat.

Ein Osteopath wird immer nach Unfällen fragen. Bei Erwachsenen können diese Fragen weit in die Vergangenheit zurückreichen, etwa ob sie als Baby von der Wickelkommode oder als Kind vom Apfelbaum gefallen sind. Chirurgische Eingriffe und Narkosen können sehr nachhaltige Wirkungen zeigen. Ein Osteopath wird immer nach solchen Ereignissen fragen. Auch schwere Krankheiten hinterlassen ihre Spuren, der Patient sollte sie vollständig benennen.

Auch die Lebensweise ist wichtig

Im Laufe des Lebens summieren sich diese einzelnen Symptome, Beschwerden und Probleme. Sie fordern die Selbstheilungskräfte des Körpers heraus, der immer versucht zu kompensieren. Die Krankheitsgeschichte des Patienten belegt die erstaunliche Anpassungsfähigkeit des Körpers und erklärt manchmal, wie eine vermeintliche Kleinigkeit die vielschichtigsten Beschwerden auszulösen vermag.

Der Osteopath stellt Fragen zur Lebensweise des Patienten, er fragt nach seinen Schlafgewohnheiten ebenso wie nach seinen Freizeitaktivitäten, nach der Art der Ernährung und danach, ob der Patient raucht. Die Fragen können sehr persönlich werden, doch der Osteopath braucht die Antworten, um ein ganzheitliches Bild des Patienten zu erhalten.

Es gibt kein Schema, nach dem befragt wird. Je nach Patient unterscheiden sich Erwartungshaltung, Einstellung und seelische Verfassung. Suggestivfragen, mit denen der Osteopath Einfluss auf die Antwort nimmt, werden nicht gestellt.

Vielmehr verhält sich der Osteopath wie ein Spiegel: Er fragt wertneutral und reflektiert sozusagen die Äußerungen des Patienten.

Die Anamnese bei Kindern

Bei Kindern hängt die Erstellung der Anamnese von der ärztlichen Diagnose und dem Alter des Kindes ab. Schwangerschaft und Entbindung können sehr wichtige Rückschlüsse auf funktionelle oder strukturelle Störungen zulassen. Die Eltern werden um Auskunft über das Verhalten und die Gewohnheiten des Kindes gebeten.

Die Krankheitsgeschichte ertasten

Die Antworten der Patienten sind immer subjektiv. Oft erinnert sich ein Patient an einen erlittenen Schlag, Stoß oder Sturz erst dann, wenn ihn der Osteopath bei seiner manuellen Untersuchung danach befragt. Der Körper vergisst nichts, das Gedächtnis schon.

Nicht immer können Patienten ihre Beschwerden richtig beschreiben. Oft fühlen sie sich einfach unwohl – mögliche Anzeichen für eine funktionelle Störung. Schmerzen werden individuell sehr unterschiedlich wahrgenommen. Die akute Beschwerde, die den einen Patienten zum Osteopathen drängt, registriert der chronisch kranke Patient oft gar nicht mehr.

Die Erstellung einer korrekten Anamnese ist entscheidend. Doch mit ihr allein lässt sich noch kein Befund oder gar eine individuelle Therapie »zusammenbauen«. Die Anamnese endet keineswegs dort, wo die manuelle Untersuchung anfängt. Sie ist zwar Schwerpunkt zu Beginn einer Behandlung, zieht sich aber oft bis zur Befunderhebung und manchmal bis zur Therapie hin. Vor jeder weiteren Behandlung, also zu Beginn einer jeden neuen Sitzung, wird der Osteopath seinen Patienten erneut befragen. Er muss wissen, ob und wie sich die Beschwerden verändert haben und ob der Patient andere Veränderungen festgestellt hat, etwa gesteigerte Leistungsfähigkeit oder besseren Schlaf. So wie die Behandlung kein fertiges und endgültiges Konzept sein darf, weil sie sich den Reaktionen des Organismus ständig anpasst, entwickelt sich auch die Krankheits- oder besser gesagt Gesundungsgeschichte kontinuierlich weiter.

Behandeln wörtlich genommen: die manuelle Untersuchung

Bevor der Osteopath seine sensiblen und geschulten Hände einsetzt, erfolgen Beobachtungen im Stehen. Der Patient, meist in Unterwäsche gekleidet, nimmt dabei eine lockere und entkrampfte Alltagshaltung ein. Es ist wichtig, dass sich der Patient während der ganzen Untersuchung und der späteren Behandlung wohl fühlt, Vertrauen gewinnt, weil er weiß, was mit ihm geschieht, und er so auch »mitarbeiten« kann.

Untersuchungen zum Stand

Zu Beginn der manuellen Untersuchung schaut sich der Osteopath also den Stand des Patienten an. Alle Seiten werden begutachtet. Von vorn lassen sich mögliche Asymmetrien besonders gut erkennen. Es geht erst einmal um Auffälligkeiten, hängende Schultern beispielsweise oder eine krumme Wirbelsäule, durchgedrückte Knie oder das abgesenkte Längsgewölbe eines Fußes.

Suche nach Anpassungen

So weit der erste Eindruck. Als Nächstes sucht der Osteopath nach Anpassungen. Wie wirken etwa die Schwerkraftlinien auf den Körper? Sitzt der Kopf zentriert auf der Wirbelsäule? Verlaufen die Wirbel alle in einer Reihe? Wie steht der Schultergürtel im Verhältnis zum Becken? Der Osteopath betrachtet den Verlauf der Beinachsen. Er sucht nach sichtbaren Folgen von Unfall- oder Operationsnarben. Eine Narbe kann sich eingezogen zeigen, weil ein inneres Organ die Narbe in eine bestimmte Richtung zieht. Umgekehrt kann eine Narbe aber auch einen solchen Zug ausüben, dass ein Organ nicht mehr seinen richtigen Platz einnehmen kann. Oft zeigt sich das veränderte innere Organ durch ein »Zuviel« oder »Zuwenig«. Der Bauch scheint dann an dieser Stelle entweder dicker zu sein oder ein »Loch« zu haben. Patienten wundern sich häufig, wenn der Osteopath bereits durch genaues Beobachten beispielsweise ein Magenproblem erahnt.

Untersuchungen zum Gang

Nun folgen Beobachtungen zum Gang. Der Patient wird gebeten, ein paarmal auf und ab zu gehen. Stimmen Rhythmus, Schrittlänge und Tempo? Welche Bewegungen am Körper löst das Vorwärtskommen aus? Dreht sich beispielsweise der Schultergürtel links und rechts gleich? Pendeln die Arme gleichmäßig? Wie verläuft die Beckenhöhe vorn und hinten? Wie verhält sich das Kreuzbein zwischen den beiden Beckenschaufeln, wenn der Patient ein Bein hebt? Wie bewegen sich die Organe mit? Fallen andere Asymmetrien auf? Der erste Eindruck ist wichtig, doch bildet er noch kein endgültiges Urteil.

Info

Quantitative und qualitative Bewertung

Die Krankheitsgeschichte des Patienten und die genaue Kenntnis von Anatomie und Physiologie erlauben es dem Osteopathen, aufgrund des bisher Beobachteten Mutmaßungen anzustellen. Diese wird er nun durch Bewegungstests im Stehen und im Sitzen überprüfen. Hierbei zählen nicht nur das Ausmaß der Bewegung, also die Quantität, sondern auch ihr Ablauf und ihr zeitlicher Verlauf, also die Qualität der Bewegung.

Die Tests können aktiv oder passiv erfolgen oder eine Kombination aus beidem sein. Aktiv bedeutet, der Patient führt die Bewegung selbst aus. Er beugt sich beispielsweise nach vorn. Die Bewegung sollte harmonisch erscheinen, die Wirbelsäule sich gleichmäßig nach vorn rollen, ohne dabei ein »gerades« Stück zu bilden. Der Körper sollte währenddessen kleine Ausgleichsbewegungen nach rechts oder links machen. Und der Patient sollte mit Leichtigkeit wieder in den aufrechten Stand zurückgelangen.

Bei passiven Tests, die oft auch im Liegen erfolgen, steuert der Osteopath die Bewegung. Er fühlt etwa, wie gut sich ein Wirbel nach links oder rechts drehen und neigen kann, indem er ihn selbst bewegt. Der Patient bleibt dabei locker, entkrampft, muss den Test zulassen wollen. Es gibt Tests, die der allgemeinen Übersicht dienen, und andere, die sehr ins Detail gehen. Je nach Notwendigkeit werden sie entsprechend ausgewählt. Mit ihnen lassen sich die Bereiche eingrenzen, in denen dann weiter untersucht wird.

Untersuchungen auf dem Behandlungstisch

Egal, wie entspannt ein Patient sich auch geben mag, in aufrechter Haltung wird sein Körper gegen die Schwerkraft ankämpfen. Liegt der Patient hingegen auf dem Behandlungstisch, wird die Wirkung der Schwerkraft weitgehend abgefangen. Die Muskulatur kann sich entspannen, die Gelenke nehmen eine neutrale Ruhestellung ein. Der Osteopath kann so beispielsweise überprüfen, ob Asymmetrien durch die Schwerkraft bedingt sind oder ob sie aus anderen Gründen weiter bestehen. Spätestens jetzt wendet der Osteopath die manuellen Techniken an, die er im Laufe seiner fünfjährigen Ausbildung erlernt hat. Drei unterschiedliche Bewegungen wird er mit ihnen aufspüren und auslösen: die willentlich gesteuerte Bewegung, also die Mobilität, die vegetativ gesteuerte Bewegung oder Motrizität und die Motilität der primären Respirationsbewegung.

Info

Am Anfang steht die Palpation

Ausgangspunkt einer jeden Technik ist die so genannte Palpation, das Auflegen der Hand, um mit ihr passiv die Oberfläche, die Größe, die Lage und die Bewegung des zu untersuchenden Bereiches zu erspüren.

Dabei wird meist kaum Kraft aufgewandt. Schließlich soll die Bewegung unter normalen Bedingungen erspürt werden und nicht, wie sie sich verhält, wenn massive äußere Einflüsse auf sie einwirken. Gewebe reagiert auf starke äußere Einflüsse nämlich meist mit einer Kontraktion. Daher muss der Osteopath bei dieser Form der manuellen Untersuchung darauf achten, dass er keine Abwehrreaktion des Gewebes hervorruft. Die eigentliche Bewegung des Gewebes könnte er sonst nicht mehr erspüren.

PRAXISTIPP

Mit den Händen »sehen«

Es mag erstaunlich klingen, dass der Osteopath durch das gezielte Auflegen seiner Hand in der Lage ist, Position, Größe und Bewegung eines Organs zu ertasten. Diese erlernte Fähigkeit lässt sich möglicherweise leichter nachvollziehen, wenn wir selbst folgenden Test durchführen:

Dazu nehmen wir unsere Hand und legen sie locker, aber bestimmt auf den ruhenden Handrücken unseres Partners. Was spüren wir? Die Form der Hand, ihre Wärme, die Haut. Wenn wir nun unsere Hand ein wenig lösen und ganz leicht die Hand des Partners ertasten, palpieren, spüren wir deutlich mehr. Wir entwickeln dann recht schnell ein Feingefühl für die Haut und die Härchen auf ihr, aber auch für das, was sich unter der Haut befindet: die Adern, die Sehnen, das Gewebe zwischen den Handknochen und die Knochen selbst.

Mit Mobilitätstests werden die Bewegungen einzelner Bereiche palpiert. Wie fühlen sich diese Bewegungen an? Mobilitätstests geben Auskunft über Veränderungen, die die Form und die Struktur betreffen, die Lage, etwa von Organen im Verhältnis zu ihrer Umgebung, und die Spannung.

Noch mehr Feingefühl und Erfahrung erfordern die Techniken zur Untersuchung der langsamen und schwachen Eigenbewegung oder Motilität. Die primäre Respirationsbewegung wird meist am Becken und Kopf erspürt und gibt Auskunft über Vitalität und mögliche Bewegungseinschränkungen.

Untersuchungen in Rückenlage

Während der Patient auf dem Rücken liegt, wird seine »Gesamtelastizität« palpiert. Verkürzte oder auf Dauer verkrampfte Hüft- und Beckenmuskulatur, aber auch die zu hohe oder zu geringe Spannung der Bänder an den Hüftgelenken oder am Becken führen oft zu unterschiedlichen Beinlängen, weil das Becken in sich verdreht wird. Überprüft man die Gesamtelastizität, bemerkt man eine gewisse Steifigkeit auf der Seite, wo sich die verkürzten oder verkrampften Muskeln befinden.

Die einzelnen inneren Organe, wie etwa Leber, die einzelnen Darmabschnitte und die Gebärmutter bei Frauen, werden auf ihre Beweglichkeit hin eingeschätzt. Die Spannung des Zwerchfells wird palpiert, ebenso wie die Beweglichkeit des Brustkorbes und die Mobilität der Halswirbelsäule. Die bereits im Stand begutachtete Stellung der Kopfgelenke wird im Liegen genauer untersucht.

Falls notwendig, wird die Mobilität der Schädelknochen, der Kiefergelenke, der Hals- und der Schluckmuskulatur überprüft. Bei Problemen an Armen und Beinen werden natürlich Schultergürtel, Schultergelenke, Ellbogen und Hände oder Hüftgelenke, Kniegelenke und Füße genau untersucht.

Untersuchungen in Bauch- und Seitenlage

Erfahrungsgemäß hat der Osteopath mit Abschluss der Untersuchung in Rückenlage die Bewegungseinschränkungen bereits entdeckt. Dennoch wird die Untersuchung auch in Bauch- und Seitenlage durchgeführt. Die Bauchlage eignet sich besonders gut, um die Wirbelsäule zu palpieren. So lässt sich die Elastizität der einzelnen Wirbel, der Rippen, des Kreuzbeins und der Darmbeinknochen bestens untersuchen. Oft erspürt der Osteopath dabei Wirbel, die eine verminderte Elastizität und ein geringeres Bewegungsausmaß aufweisen und die der Patient sofort als schmerzhafte Stelle wiedererkennt.

Besonders aufmerksam begutachtet der Osteopath das Hautrelief und das Bindegewebe an der Wirbelsäule. Hier zeigen sich häufig so genannte Reflexzonen als Abbilder von beeinträchtigten Organen. Die Wirbelsäule versorgt mit dem in ihr verlaufenden Nervenstrang alle Strukturen wie innere Organe, Muskulatur, Haut und Bindegewebe. Weist nun ein Organ Veränderungen auf, kann sich das über einen Reflexweg der Nerven an der Haut oder dem Bindegewebe nahe der Wirbelsäule zeigen. Der Osteopath liest diese Abbilder und kann so Rückschlüsse auf die sie auslösenden Organe ziehen.

Abschließend dreht sich der Patient in die Seitenlage. So kann der Osteopath durch weitere Kontrolluntersuchungen seinen Befund erhärten.

Info

Schmerzlose Untersuchung

Für den Patienten ist die manuelle Untersuchung in der Regel schmerzlos. Trotzdem kann ein Osteopath durchaus auch einmal einen schmerzhaften Bereich »treffen«. Um dies möglichst zu vermeiden, wird er immer sehr sorgsam vorgehen und den Patienten über jeden Schritt seiner Untersuchung informieren. Leidet der Patient bereits an Schmerzen in einem bestimmten Bereich, wird der Osteopath im Zweifelsfall sogar erwägen, diesen Bereich erst in späteren Sitzungen zu palpieren.

Primäre und sekundäre Ursachen erkennen

Bei der überwiegenden Mehrzahl der Beschwerden, mit denen ein Patient den Osteopathen aufsucht, handelt es sich um Symptome. Die Symptome können unübersehbar auf die sie auslösende Ursache hinweisen. Manchmal hält diese sich allerdings auch regelrecht »versteckt«. Sie aufzuspüren und zu behandeln ist Aufgabe des Osteopathen.

Hinter der Ursache verbirgt sich in der Regel eine strukturelle Veränderung. Sie führt zu Beschwerden. Die strukturelle Veränderung selbst entsteht aus einer funktionellen Störung, einer osteopathischen Verletzung heraus. Zu der osteopathischen Verletzung ist es gekommen, weil der Organismus nicht mehr in der Lage war, Einflüsse von innen oder außen auszugleichen. Stattdessen hat er kompensiert, sich der funktionellen Störung angepasst, bis diese die strukturelle Veränderung bewirkt hat. Der klassische Weg des Krankwerdens.

Wenn Kompensationen zu neuen Einflüssen werden

Abhängig von der Schwere der funktionellen Störung kann die Phase der Kompensation recht lang dauern oder sehr kurz sein. Für den Organismus werden die Kompensationen zu neuen Einflüssen, die diesmal von innen, aus dem Körper kommen. Das Spiel wiederholt sich, der Organismus kann diese neuen Einflüsse ausgleichen und nichts passiert. Der Körper kann beim Ausgleichen aber auch überfordert werden, dann kompensiert er erneut. Dabei können neue strukturelle Veränderungen entstehen und andere Beschwerden nach sich ziehen. Diese neuen strukturellen Veränderungen bilden die sekundären Ursachen, die aus einer primären Ursache heraus entstanden sind.

WISSEN

Eine typische Ursachenkette

Eine kleine Unachtsamkeit, und man knickt mit einem Fuß nach innen um. Die Bänder werden dabei überdehnt, die Durchblutung verändert, der Knöchel schwillt an und verursacht Schmerzen. Der Knöchel gehört zum oberen Sprunggelenk. Es wird aus drei Knochen gebildet: dem Schienbein, dem Wadenbein und dem Sprungbeinknochen. Am oberen Ende des Wadenbeins sitzt auf Höhe des Knies der Wadenbeinkopf. Am Wadenbeinkopf setzen Muskeln und Sehnen an, die mit dem Becken verbunden sind. So überträgt sich der Zug des Wadenbeins bis zum Becken hin. Das Becken verändert seine Haltung und verdreht sich. Am Übergang zwischen Kreuzbein und Lendenwirbel überträgt sich die veränderte Haltung auf die Wirbelsäule. Dies macht sich entlang der gesamten Wirbelsäule bemerkbar, auch am Schädel. Hier steuert die Muskulatur der Kopfgelenke die Haltung des Kopfes, sorgt dafür, dass die Augen immer horizontal ausgerichtet sind. Vom umgeknickten Fuß bis zum Kopf hin ändern sich Beweglichkeit und Bewegungsachsen der betroffenen Bereiche. Jede Veränderung wird der Körper kompensieren. Schafft er dies nicht, werden die Veränderungen zu Ursachen neuer Probleme. So kann das Iliosakralgelenk am Becken blockieren, um eine Überbeweglichkeit der Wirbelsäule auszugleichen. Die Blockade als Folge der Knöchelverletzung wird zur Ursache von Kreuzschmerzen. Auch kann etwa die Muskulatur der Kopfgelenke verspannen und die durch sie hindurchführenden Blutgefäße beeinträchtigen. Die verspannte Muskulatur als Folge der Knöchelverletzung wird dann zur Ursache von Kopfschmerzen.

Die Ursachen von Beschwerden treten – von Traumen einmal abgesehen – nie allein auf, sondern bilden ganze Ketten, bei denen eine Ursache die nächste bedingen kann. Auch aus diesem Grund behandelt der Osteopath keine einzelne Krankheit, sondern immer den ganzen Menschen. Anders wäre dem Patienten auch nicht geholfen.

Verletzungsmuster

Meistens bleiben veränderte Beweglichkeit und veränderte Bewegungsachsen bestehen, obwohl ihre Ursache längst behoben ist. Daher spielt bei der osteopathischen Behandlung die Krankheitsgeschichte eine so wichtige Rolle. Verletzungen, die nicht mehr existieren, deren Kompensationen aber noch vorhanden sind, erklären, warum neue Ursachen entstehen und zu Beschwerden führen können.

Führt eine primäre Ursache zu einer veränderten Körperhaltung, kann dies eine lange Kette von weiteren Beschwerden auslösen. Hält ein Patient aufgrund einer primären Ursache beispielsweise seinen Oberkörper ständig nach vorn gebeugt (anteriorer Haltungstyp), weist er oft ein so genanntes absteigendes Verletzungsmuster auf und neigt bei Verletzungen im oberen Körperbereich meist zu Kompensationsstörungen im unteren Bereich.

Umgekehrt: Hält der Patient seinen Oberkörper aufgrund einer primären Ursache ständig nach hinten gebeugt (posteriorer Haltungstyp), so zeigt er meist ein aufsteigendes Verletzungsmuster und neigt bei Verletzungen im unteren Bereich oft zu Kompensationsstörungen auf der gegenüberliegenden Seite des oberen Körperabschnitts (siehe auch Abschnitt »Die Haltungstypen«, S. 65).

Mit den Händen die natürliche Beweglichkeit wiederherstellen

Funktionelle Störungen führen zu Problemen an der Struktur. Diese machen sich als Beschwerden bemerkbar. Funktionelle Störungen entstehen durch Bewegungseinschränkungen. Das Ziel einer osteopathischen Behandlung besteht darin, diese Einschränkungen zu lösen. Der Osteopath wird mit seinen Händen versuchen, die abhandengekommene Beweglichkeit wiederherzustellen.

Info

Im Dialog mit dem Organismus

Der eigentlichen Behandlung geht die Anamnese und Befunderhebung voraus. Doch die Grenzen verwischen. Einzelne Techniken der Untersuchung werden auch in der Behandlung angewandt. Lediglich Dauer und Rhythmus können sich ändern. Bereits während der Befunderhebung tritt der Osteopath in einen »Dialog« mit dem Organismus des Patienten. Er »befragt« ihn, macht ihm Vorschläge für mögliche Antworten. Wenn sich der Körper auf diese Vorschläge »einlässt«, so behandelt der Osteopath bereits.

Soweit vorhanden, werden zu Beginn akute Beschwerden behandelt. Sie sind oft der Grund, weshalb der Patient den Osteopathen aufgesucht hat. Wenn nicht mit ihnen begonnen wird, steht die so genannte primäre Läsion am Anfang, also der Bereich, der während der Untersuchung die geringste Beweglichkeit gezeigt hat. Entsprechend abgestuft werden dann die weiteren Läsionen behandelt. Die primäre Läsion darf nicht mit der primären Ursache verwechselt werden. Meist ist die Läsion eine Folgeerscheinung der sie auslösenden Ursachen.

Gerade weil die primäre Läsion die geringste Beweglichkeit aufweist, muss ihre Behandlung oft vorbereitet werden. Es gilt, für eine gute Durchblutung zu sorgen und gegebenenfalls verspannte Muskeln zu lockern, um überhaupt an die zu behandelnde Läsion heranzukommen

Die Behandlung vorbereiten

Bei der Vorbereitung stehen einige Körperregionen im Vordergrund. Sie sind für das Wirken der Selbstheilungskräfte entscheidend. Bei ungenügender Beweglichkeit müssen sie vorab entsprechend behandelt werden.

Zu ihnen zählt das Sphenobasilargelenk an der Schädelbasis. Es ermöglicht die Beweglichkeit des Schädels selbst und hat großen Einfluss auf die primäre Respirationsbewegung. Auch der Übergang vom Hinterhauptbein zum Atlas, dem ersten Halswirbel, muss die richtige Beweglichkeit aufweisen. Er ist für die Statik sehr wichtig, erlaubt die korrekte Durchblutung des Kopfes, hat Verbindung mit der Dura mater und ermöglicht die notwendige Mobilität des Kopfes auf der Wirbelsäule.

Die so genannten Schlüsselwirbel entlang der Wirbelsäule, also der fünfte Halswirbel, der vierte Brustwirbel und der dritte Lendenwirbel, müssen das richtige Maß an Beweglichkeit aufweisen und im Lot sein. Sie sorgen für die notwendige Mobilität der entsprechenden Wirbelsäulenabschnitte, werden von der zentralen Schwerkraftlinie gekreuzt und stehen teilweise mit wichtigen Blutgefäßen in Verbindung.

Ein Bereich, in dem häufig Kompensationen auftreten, ist der Übergang von der recht beweglichen Wirbelsäule zum relativ unbeweglichen Becken. Der Lendenwirbelbereich darf keine Überbeweglichkeit aufweisen, das Becken keine Blockade.

Von den inneren Organen spielt die Leber als größtes Organ eine wichtige Rolle. Sie bildet den Umdrehungspunkt für die Bewegungen zwischen Schulter- und Beckengürtel, sie entgiftet den Körper und verwertet Nährstoffe. Auch ihre Beweglichkeit muss stimmen.

Info

Der ganze Mensch wird behandelt!

Die osteopathische Behandlung umfasst den ganzen Menschen. Daher werden auch fast immer alle Bereiche, nämlich der Bewegungsapparat, die inneren Organe und der Schädel gemeinsam mit der Wirbelsäule, behandelt.

Die direkte und die indirekte Methode

Für das Therapieren mit den Händen bedient sich der Osteopath zahlreicher Techniken, deren Grundlage immer die Palpation ist. Die Techniken selbst lassen sich meist auf zwei unterschiedliche Arten ausführen.

Bei der so genannten direkten Methode wird gegen die Bewegungseinschränkung – der Osteopath nennt sie auch »Verlangsamung« – gearbeitet. Ein verkürzter Muskel etwa wird direkt gedehnt. Wenn sich beispielsweise ein Wirbel nur ungenügend nach rechts drehen kann, so verwendet der Osteopath hier Techniken, mit denen er den Wirbel direkt nach rechts führt. Der Vorteil dieser Methode besteht darin, dass verschobene oder unvollständige Bewegungsachsen wiederhergestellt werden können. Dabei wird die behandelte Struktur immer selbst und nicht in ihrem Verhältnis zu den sie umgebenden Strukturen behandelt. Techniken nach der direkten Methode lassen sich schneller durchführen, benötigen aber eine gründliche Vor- und Nachbereitung. Die direkte Methode empfiehlt sich bei Kindern, insbesondere wenn der Kopf behandelt werden soll. Da Kinder noch wachsen, sind ihre Bewegungsachsen noch nicht endgültig definiert. Bei Techniken nach der direkten Methode lässt sich dies gut berücksichtigen.

Umgekehrt wird bei der so genannten indirekten Methode mit der Bewegungseinschränkung gearbeitet, hin in den Bereich, der frei und leicht beweglich ist. Daher wird die indirekte Methode vom Patienten häufig als sehr wohltuend und schonend empfunden. Die Behandlung der jeweiligen Struktur erfolgt dabei im Verhältnis zu den sie umgebenden Strukturen. Die indirekte Methode bietet sich an, wenn der Patient große Schmerzen hat oder die Läsion recht groß ist. Sie kann auch als Vorbereitung für Techniken dienen, die anschließend nach der direkten Methode ausgeführt werden.

WISSEN

Die Suche nach dem Neutralpunkt

Das Ziel einer jeden Technik besteht darin, die eingeschränkte Beweglichkeit wiederherzustellen. Das geschieht, indem der Osteopath dem Körper mit seinen Händen Bewegungsvorschläge macht und dessen »Antworten« abwartet. Ist der Bewegungsvorschlag korrekt, macht ihn sich der Organismus jedoch nicht sofort zu eigen. Er scheint vielmehr zu überlegen und »schweigt« dabei. Dieser Augenblick der gespannten Bewegungslosigkeit ist der so genannte Neutralpunkt. Er leitet die wiedergefundene Beweglichkeit ein. Wenn ein Osteopath einen Patienten behandelt, sucht er mit seinen Techniken letztlich immer nach diesem Neutralpunkt.

Die allgemeine osteopathische Behandlung

Die wohl umfassendste Technik wird, weil sie sich auf den gesamten Organismus erstreckt, als allgemeine osteopathische Behandlung (AOB) bezeichnet. Man setzt sie oft bei der Untersuchung ein, um die Beweglichkeit unterschiedlicher Strukturen zu bestimmen; sie kann jedoch auch der Vor- und besonders der Nachbereitung einer osteopathischen Behandlung dienen, beispielsweise nach Manipulationstechniken. Mit der AOB werden Muskeln, Sehnen, Gelenkkapseln und Faszien behandelt. Hypertone, also übererregte segmentale Zonen lassen sich mit ihr beruhigen, hypotone, also verlangsamte segmentale Zonen dagegen stimulieren. Die segmentale Zone bezeichnet einen Bereich des Körpers (mit seiner Haut, seinen Knochen, Muskeln oder Organen), der von einem Rückenmarksnerv versorgt wird. Jeder einzelne Rückenmarksnerv hat seine eigene segmentale Zone.

Die Muscle-Energy-Technik

Eine weitere typische osteopathische Behandlungstechnik ist die so genannte Muscle-Energy-Technik. Dabei wird die Kontraktion, die Anspannung von Muskeln genutzt, um Bewegungseinschränkungen zu lösen. Die Einschränkung muss natürlich in der Muskulatur selbst sitzen. Zumindest muss der behandelte Muskel direkten Kontakt mit dem beeinträchtigten Bereich haben, sodass hier die Lösung indirekt über den Muskel erfolgen kann. Dies gilt auch für innere Organe, wie etwa die Niere, die auf dem Hüft-Lenden-Muskel (Musculus iliopsoas) gleitet. Wie generell in der Osteopathie wird auch beim Einsatz der Muscle-Energy-Technik wenig Kraft aufgewandt; die Anspannung des Muskels, mit der gearbeitet wird, bleibt also oft sehr gering.

Mit dieser Technik lässt sich prinzipiell jedes über Muskeln bewegte Gelenk behandeln, ob an Wirbelsäule, Becken oder den Extremitäten. Wichtig ist dabei nur, dass der Patient in die jeweils spezifische Ausgangsposition gebracht wird, damit die Muskelan- und -entspannung auch richtig durchgeführt werden kann.

Die Strain-Counterstrain-Technik

Zu den weiteren osteopathischen Behandlungstechniken zählt die Strain-Counterstrain-Technik. Mit ihr lassen sich schmerzhafte Muskeln (und Faszien) behandeln, die die Beweglichkeit von Gelenken beeinträchtigen. Dazu müssen die Muskeln allerdings von außen direkt zu erreichen sein. Jeder Muskel besitzt einen so genannten Tender- oder Spannungspunkt. Dieser wird bei der Strain-Counterstrain-Technik gezielt behandelt. Das betroffene Gelenk mit den schmerzhaften Muskeln oder Faszien wird dazu passiv in eine möglichst schmerzfreie Position gebracht, die in der Regel entgegen der Einschränkung sitzt. Übt der Osteopath 90 Sekunden lang einen leichten Druck auf den Tenderpunkt aus, lässt der Schmerz recht schnell nach. Der schmerzfreie oder zumindest schmerzärmere Muskel kann nun wieder eine freiere Bewegung des zuvor eingeschränkten Gelenks zulassen.

Myofasziale Techniken

Um Spannungen an Faszien zu behandeln, steht dem Osteopathen eine ganze Reihe an spezifischen myofaszialen Techniken zur Verfügung. Diese werden meist nach der indirekten Methode ausgeführt. Mit ihnen lässt sich die Gewebequalität, ihre Durchblutung, ihre Gleitfähigkeit, kurzum ihre Funktion verbessern. Soweit die Faszie einen Muskel umhüllt, wird dieser mitbehandelt. Der Osteopath folgt der faszialen Spannung zu der Stelle hin, an der die größte Verlangsamung sitzt. Von dort aus nähert er die beiden Enden der gespannten Struktur einander an. Nach einer gewissen Zeit tritt die Entspannung ein. Manchmal ist es jedoch notwendig, eine myofasziale Technik mehrmals zu wiederholen.

Viszerale Techniken

Wie für die Faszien gibt es auch für die inneren Organe eine ganze Reihe von organspezifischen Techniken, so genannte viszerale Techniken, mit denen sich deren natürliche Beweglichkeit wiederherstellen lässt. Viszerale Techniken können sowohl direkt wie indirekt ausgeführt werden und dienen der Normalisierung der Lage des jeweiligen Organs und der Wiederherstellung von dessen Mobilität und Motilität.

Wird eine viszerale Technik direkt ausgeführt, so wird das betroffene Organ selbst behandelt, um etwa die korrekten Bewegungsachsen oder das richtige Bewegungsausmaß beim Atmen wiederherzustellen. Bei einer indirekt ausgeführten Technik steht das Zusammenspiel mit der umgebenden Struktur im Vordergrund.

Strukturelle Techniken

Strukturelle Techniken dienen der Behandlung von Gelenken an Wirbelsäule und Extremitäten. Mit ihnen wird die Gelenkbeweglichkeit wiederhergestellt, indem verklebte Gelenkflächen gelöst, aber auch Gelenkkapseln und umgebende Muskulatur mitbehandelt werden. Dies kann über Mobilisation oder Manipulation erfolgen.

Bei der Mobilisation wird durch Ausübung einer geringen Kraft über einen langen Zeitraum hinweg die Beweglichkeit des Gelenks wiederhergestellt. Bei der Manipulation, wie sie auch Chiropraktiker einsetzen, wird mit einer geringen Kraft und einem vorgegebenen Bewegungsausschlag sehr schnell auf das Gelenk eingewirkt und so dessen Beweglichkeit wiederhergestellt. Eine korrekt durchgeführte Manipulation erfolgt natürlich schmerzfrei. Das typische »Knacksen« bedeutet nicht, dass eine Manipulation erfolgreich war.

Ein Osteopath bereitet Manipulationen sorgsam vor und nach. Vor allem informiert er den Patienten über die bevorstehende Manipulation. Bei ängstlichen Patienten wird ein Osteopath auf Manipulationen ganz verzichten.

Info

Drei Schritte der Manipulation

Die Manipulation selbst erfolgt in drei Schritten. Zuerst muss der Osteopath sich, seine Hände und den Patienten in die korrekte Ausgangsposition bringen. Nur so kann er die Manipulation auch genau kontrollieren. Dann erfolgt die Vorspannung des zu behandelnden Gelenks, sodass die darauf folgende Korrektur mit äußerst geringem Kraftaufwand durchgeführt werden kann.

Die Korrektur wird während des Ausatmens des Patienten vorgenommen, in dem Augenblick, in dem die Spannung des Gewebes von selbst nachlässt. Nur während dieser so genannten Passage führt die Manipulation zu einer lang andauernden freien Gelenkbeweglichkeit.

Kraniosakrale Techniken

Bei den kraniosakralen Techniken werden meist die Bewegungen ausgenutzt, die die primäre Respirationsbewegung auf die einzelnen Strukturen ausübt. Mit den kraniosakralen Techniken lassen sich der Schädel – insbesondere Schädelknochen, Schädelnähte, Blutgefäße, Dura mater und Ventrikelsystem – behandeln, ebenso jedoch spinale Dura mater und Kreuzbein. Auch wenn mit diesen Techniken meist der vermeintlich harte Schädel behandelt wird, bleibt die einwirkende Kraft gering und spielt die Dauer der Einwirkung die entscheidende Rolle.

Kraniosakrale Techniken können direkt oder indirekt ausgeführt werden. Bei Kindern unter sechs Jahren werden aufgrund der noch nicht feststehenden Bewegungsachsen nur direkte Techniken angewandt. Um bestimmte Schädelknochen sicher zu erreichen, können kraniosakrale Techniken auch innerhalb des Mundes, meist am Gaumen, ansetzen.

PRAXISTIPP

Kleine Ursache – große Wirkung

Es mag unglaublich klingen, dass man mit sanftem Händedruck von außen Veränderungen im Inneren des Schädels herbeiführen kann. Mit einem einfachen Experiment lässt sich dies leicht nachvollziehen.
Ergreifen Sie hierzu beide Ohrmuscheln und üben Sie einen leichten Zug auf sie aus, jeweils im rechten Winkel vom Kopf weg. Wenn Sie dabei die Augen schließen, können Sie die bald eintretenden Veränderungen noch besser wahrnehmen. Deutlich spüren Sie, wie der Zug von den Händen über die Ohrmuscheln langsam in den Schädel »hineinfährt« und sich der Nasen-Rachen-Raum leicht weitet – und dies alles bei nur geringem Kraftaufwand.

Somato-emotional-Release

Eine abschließende Art von Technik sei hier der Vollständigkeit halber aufgeführt. Sie dient dem so genannten Somato-emotional-Release. Ausgangspunkt ist ein Ansatz, der – ähnlich den Vorstellungen der chinesischen Medizin – zusätzlich den Energiefluss im menschlichen Körper in die Osteopathie mit einbezieht. Das dabei zu Grunde liegende Denkmodell geht davon aus, dass die Energiezirkulation im Körper eingeschränkt werden kann und sich Energiestaus, so genannte Energiezysten, vorzugsweise im Gehirn und in der Leber bilden können. Auslöser dieser »Energiezysten« können Unfälle sein. Aber auch psychische Traumen und nicht verarbeitete Emotionen können den Transport der Energien behindern.

Das gezielte Auflegen der Hand oder einzelner Finger beeinflusst die Energieströme. Mithilfe dieser Techniken kann eine körperlich-seelische Freisetzung (so die Übersetzung des englischen Begriffes somato emotional release) der gestauten Energie erfolgen, die Energiezysten werden somit aufgelöst.

PRAXISTIPP

Das optimale Patientenverhalten

Obwohl es kaum Behandlungstechniken gibt, die der Patient selbst durchführen kann, benötigt der Osteopath einen Patienten, der aktiv an der Behandlung teilnimmt. Der Patient sollte sich nicht sperren, sondern sich neugierig der Behandlung öffnen. Der Osteopath muss wissen, wie der Patient die Behandlung erlebt, um sie gegebenenfalls den jeweiligen Empfindungen des Patienten anpassen zu können. Aufmerksamkeit und aktive Teilnahme des Patienten sind für eine erfolgreiche Behandlung genauso notwendig wie die individuell abgestimmten Techniken.

Wie der Patient an der Behandlung teilnehmen kann

Eine osteopathische Behandlung erfolgt weitestgehend schmerzfrei. Trotzdem können gewisse Techniken ein vorübergehendes »Ziehen« bewirken oder eine Verklebung kann, wenn sie gelöst wird, einen leichten Schmerz verursachen. Auch gibt es Beschwerden oder diesen zu Grunde liegende Ursachen, die der Patient bewusst oder unbewusst mit starken Emotionen verbindet. Eine Behandlung der Symptome oder ihrer Auslöser kann die Freisetzung dieser Emotionen bewirken.

Wie lange dauert eine Behandlung?

Der Osteopath behandelt keine Symptome und Krankheiten, sondern den ganzen Menschen als Individuum. Die Dauer einer Behandlung hängt also immer vom Einzelfall ab. Einige Erfahrungswerte lassen sich trotzdem beschreiben.

Die erste Sitzung

In der ersten Sitzung erhebt der Osteopath seinen Befund. Er überprüft die Beschwerden des Patienten und stellt ihre Ursachen fest. Die als am vordringlichsten erkannten Bereiche werden so weit wie möglich während der ersten Konsultation behandelt. Leidet der Patient unter akuten Schmerzen, wird der Osteopath diese zuerst behandeln. Eine langwierige oder besonders intensive Behandlung wird vermieden, um den Organismus des Patienten nicht zu überfordern. Der Befund wird mit dem Patienten besprochen, das weitere Vorgehen festgelegt und die entsprechenden Folgetermine geplant.

Meist dauert die erste Sitzung am längsten, unter Umständen bis zu eineinhalb Stunden.

Die weiteren Termine

Der Organismus muss das »Angebot« des Osteopathen verarbeiten. Denn schließlich hat der Osteopath eine Bewegungseinschränkung gelöst und eine früher vorhandene Beweglichkeit neu hergestellt. Nun liegt es am Körper, sich diese wieder zu eigen zu machen. Meist eine Woche später – bei akuten Schmerzen auch früher – überprüft der Osteopath anhand der Reaktionsmuster, ob der Organismus seine »Hausaufgaben« erledigt hat. Er kann nun genauer bestimmen, wie viel Behandlung möglich und nötig ist. Die Behandlung verläuft beim ersten Folgetermin meist intensiver als in der ersten Sitzung.

Die weiteren Folgetermine, die zunächst im Wochenabstand und dann alle zwei bis zu sechs Wochen stattfinden, dauern unterschiedlich lang. Ein Osteopath arbeitet nicht nach Zeit. Er beendet seine Sitzung erst dann, wenn er sein Behandlungsziel erreicht hat. Das kann nach 20 Minuten der Fall sein oder nach einer Stunde.

Es gibt Ursachen, die bereits mit zwei Sitzungen behoben sind. Vielschichtige Probleme benötigen dagegen oft mehr als sechs Sitzungen. Die Anzahl der Sitzungen hängt auch davon ab, was dem Patienten, etwa bei schwerer Erkrankung, in einer Einzelsitzung zugemutet werden kann. Ein Kontrolltermin nach abgeschlossener Behandlung ein halbes oder ganzes Jahr später ist empfehlenswert.

3
Anwendungen

Wo die Osteopathie helfen kann

Lesen Sie im Folgenden, welche Probleme, Beschwerden und Krankheiten sich osteopathisch gut behandeln lassen. Obwohl oftmals eine Zusammenarbeit mit einem Schulmediziner stattfindet, wird der Osteopath aufgrund seiner ganzheitlichen Betrachtungsweise und der zum Teil unterschiedlichen Gewichtung anatomischer und physiologischer Zusammenhänge bei einigen dieser Krankheitsbilder nach ganz anderen Ursachen suchen und andere Genesungserfolge anstreben. Die Osteopathie arbeitet vor allem präventiv, indem sie Beschwerden bereits in Form von funktionellen Störungen entdeckt und behandelt, bevor diese klinische Symptome zeigen. Das sollte bei der folgenden Beschreibung unterschiedlicher Indikationen stets in Erinnerung bleiben.

Schrei- und Spuckkinder

Einige Neugeborene und Kleinkinder neigen dazu, deutlich mehr und anders zu schreien als andere Kinder gleichen Alters. Man spricht dann von »Schreikindern«. Das

Schreien erscheint meist unmotiviert, da die Kinder damit auch beginnen, wenn sie gerade gestillt, also eigentlich satt sind, oder frisch gewickelt wurden. Selbst wenn diese Kinder nicht allein sind oder tröstend in den Arm genommen werden, schreien sie mit bemerkenswerter Ausdauer und Leidenschaft.

Das Schreien erscheint dabei zwangsläufig als das auffälligste Symptom, wird jedoch meist von Ein- und Durchschlafproblemen begleitet, genauso wie von Saug- und Schluckstörungen und einer gewissen Schreckhaftigkeit. Saug- und Schluckstörungen können sich dann in einem übermäßigen Spucken nach dem Stillen oder Essen zeigen. Die Nahrung wird oft direkt nach dem letzten Schluck oder Bissen wieder herausgebracht, was eine gute Sättigung erschwert. Solche Kinder nennt man »Spuckkinder«.

Kopf- oder Bauchprobleme?

In der Schulmedizin werden Schreien und Spucken von Neugeborenen und Kleinkindern häufig als Störungen des Magen-Darm-Trakts interpretiert. Blähungen oder Dreimonatskolik lauten die dazu bemühten Diagnosen. Für einen Osteopathen stellen diese Diagnosen oft mehr eine Symptombeschreibung als einen Befund dar. Er vermutet die eigentlichen Ursachen meist im Schädel und oberen Halswirbelbereich.

WISSEN

Häufige osteopathische Befunde

Bei Schrei- und Spuckkindern lassen sich häufig Asymmetrien des Schädels oder des oberen Halswirbelbereichs entdecken. Oder es können beidseitige Kompressionen der Schädelknochen bzw. der oberen Kopfgelenke festgestellt werden.

Asymmetrien und Kompressionen können bereits während der Schwangerschaft entstehen, etwa aufgrund eines zu engen oder asymmetrischen Beckens der Mutter, bei einer Mehrlingsschwangerschaft oder wenn der Kopf zu früh in das kleine Becken gelangt. Sie können auch bei der Geburt verursacht werden, die für den Kopf- und Halsbereich des Kindes meist traumatischer verläuft, als dies den Anschein hat.

Besonderes Augenmerk gilt drei Schädelknochen: den beiden Schläfenbeinen (Ossa temporalia) und dem Hinterhauptbein (Os occipitale). Die drei Knochen treffen an der Schädelbasis zusammen. An ihrer Verbindungsstelle befinden sich verschiedene Schädellöcher, durch die Blutgefäße und Nerven hindurchführen.

Asymmetrien oder Kompressionen können die Löcher in ihrer Lage und Größe verändern und so Gefäße und Nerven einengen. Bei Schrei- und Spuckkindern sind hiervon vor allem der Zungen-Schlund-Nerv und der Eingeweidenerv betroffen. Der Zungen-Schlund-Nerv (Nervus glossopharyngeus) steuert die Muskeln, die das Saugen und Schlucken ermöglichen. Ist er beeinträchtigt, sabbern die betroffenen Kinder häufig. Der Eingeweidenerv (Nervus vagus) lenkt hingegen die Verdauung. Wird er komprimiert, kann die Verdauung gestört werden, was unter Umständen Blähungen, schmerzhafte Koliken und schwallartiges Spucken verursacht.

Führen die Kompressionen zu Störungen im Bereich des Schläfenbeins, kann der Gleichgewichtssinn gestört werden, was die zunehmende Aufrichtung des Kindes beeinträchtigt. Als Symptome zeigen sich dann ein gestörter Biorhythmus, eine verminderte Kopfkontrolle und eine auffällige Schreckhaftigkeit.

Ein zusätzliches Indiz für die vorhandenen Asymmetrien oder Kompressionen kann der Schiefhals bei Schrei- und Spuckkindern sein. Hier wird zusätzlich der Beinerv (Nervus accessorius) eingeengt, der zwei wichtige Muskeln des Schultergürtels und Halses steuert und so eine Schrägstellung des Kopfes herbeiführt.

Ein- und Durchschlafstörungen

Ein- und Durchschlafprobleme können entstehen, wenn sich eine Schädelkompression auf das Hinterhauptbein und den ersten Halswirbel, den Atlas, auswirkt. Das kann zu einem hohen Druck auf die Leitungsbahnen des Zentralnervensystems führen, die der Großhirnrinde entspringen und bis in das Rückenmark reichen. Schlafprobleme können daraus folgen. Betroffene Kinder reagieren auf den erhöhten Druck, indem sie den Kopf weit in den Nacken nehmen und so dem Druck vorübergehend ausweichen.

Nicht immer schreien Kinder, weil sie an Schmerzen, etwa im Magen-Darm-Trakt, leiden. Asymmetrien und Kompressionen im Kopf- und Halsbereich können auch einen Zug auf die Dura mater auslösen, der sich als Unwohlsein bemerkbar macht.

Die osteopathische Behandlung von Schrei- und Spuckkindern

Der Schädel von Kleinkindern lässt sich osteopathisch sehr gut behandeln, da die Knochen noch sehr weich sind und teilweise noch aufeinander zu wachsen müssen. Bei Schrei- und Spuckkindern wird der Osteopath die genannten Asymmetrien und Kompressionen behandeln. Da sich diese nicht auf den Kopf- und Halsbereich beschränken, sondern Auswirkungen auf das Nervensystem, Dura mater, Becken und

Magen-Darm-Trakt haben, wird der Osteopath auch diese Bereiche untersuchen und gegebenenfalls therapieren.

Schiefhals

Kleinkinder, aber auch Erwachsene leiden mitunter an einer Fehlhaltung des Kopfes, dem so genannten Schiefhals. Beim Erwachsenen kann der Schiefhals unterschiedliche Ursachen haben. So führt beispielsweise eine Augenmuskellähmung zu Doppelbildern, die der Patient dadurch ausgleicht, dass er den Kopf schräg hält. Überhaupt können Wahrnehmungsstörungen an einem Auge oder Ohr zu einer Fehlhaltung des Kopfes führen. Schiefhals kann auch rheumatisch bedingt sein, wenn Halswirbel versteifen und Knochenzuwächse

WISSEN

Kompressionen während Schwangerschaft und Geburt

Die Komprimierung des Beinervs kann während der Schwangerschaft erfolgen, wenn beispielsweise das Becken der Mutter zu eng ist, der Kopf zu früh ins kleine Becken gelangt oder wenn Zwillinge zur Welt kommen. Auch während der Geburt, etwa bei einer Zangen- oder Saugglocken-Entbindung, kann der Hirnnerv komprimiert werden.

eine Schrägstellung bewirken. Ein Schiefhals kann auch auf Narben zurückgehen.

Oft ist der Schiefhals angeboren, was knöchern oder muskulär bedingt sein kann. Recht selten liegt die Ursache in einem Zusammenwachsen mehrerer Halswirbel während der embryonalen Phase. Sehr viel häufiger entsteht der Schiefhals aufgrund einer Nervenkomprimierung, die mit einem Ungleichgewicht der Halsmuskeln einhergeht. Dabei wird der so genannte Beinerv (Nervus accessorius), der seinen Ursprung im Gehirn hat, an seiner Austrittsstelle an der Schädelbasis komprimiert. Dieser Hirnnerv versorgt zwei Muskeln: den Kopfwender (Musculus sternocleidomastoideus), der vom Hinterhaupt seitlich am Hals zum Brustbein und Schlüsselbein hin verläuft, und den Kappenmuskel (Musculus trapezius), der vom Hinterhaupt entlang der Halswirbelsäule zum Schulterblatt führt. Durch die Einengung des Hirnnervs wird die Bewegungsfähigkeit dieser Muskeln eingeschränkt. Die beiden Muskeln weisen dann auf der betroffenen Seite eine zu hohe Spannung auf und sind meist verkürzt. Auf der Gegenseite neigen sie zu Laxität.

Der Schiefhals bei Kindern

Aus osteopathischer Sicht geht die Komprimierung des Nervs, also der spätere Schiefhals, immer mit einer Schädelasymmetrie einher. Der aus einzelnen Schädelknochen bestehende Schädel ist also in sich regelrecht »verschoben«.

Stellt der Osteopath bei einem Neugeborenen einen »verschobenen« Schädel oder eine insgesamt asymmetrische Haltung fest und behandelt er diese, beugt er einem Schiefhals vor, der sich in der Regel erst bis zu drei Monaten später eindeutig erkennen lässt. Der Osteopath kann also auch beim Schiefhals präventiv tätig werden. Wird nicht behandelt, zeigt das Kind später eine bevorzugte Seite, die nicht aufgelöst werden kann. Eltern erkennen sie daran, dass das Kind in Rücken-, Bauch- oder Seitenlage den Kopf meist in eine Richtung dreht, auch wenn man es mit Spielzeug oder Licht zur anderen Seite hin lockt. Häufig überstrecken dann Kleinkinder den Kopf, nehmen ihn also weit in den Nacken – möglicherweise eine natürliche Reaktion, um der erhöhten Muskelspannung auszuweichen.

Der Schiefhals ganzheitlich gesehen

Der Schädel von Neugeborenen und Kleinkindern lässt sich osteopathisch besonders gut behandeln, da sich die Schädelknochen noch im Wachstum befinden und ihre endgültige Form noch nicht erreicht haben. Doch ist der Schiefhals aus osteopathischer Sicht keineswegs ein lokales Problem, das sich nur auf Kopf und Hals reduziert. Durch den »verschobenen« Schädel, die Komprimierung des Nervs, die gespannten Muskeln und den schräg gestellten Hals sind auch die Hirnhaut (Dura mater) und die Faszien betroffen. Da die Hirnhaut über die spinale Dura mater entlang dem Rückenmarkskanal mit dem Steißbein verbunden ist, führt der »verschobene« Schädel nicht nur zu einem Schiefhals, sondern auch zu Verdrehungen (Torsionen) des Beckens.

Ein verdrehtes (torquiertes) Becken kann seinerseits Störungen der so genannten Hüftgelenkreife, also eine Verrenkung des Hüftgelenks mit Verschiebung des Oberschenkelkopfs, nach sich ziehen. Der Osteopath wird daher bei der Therapie des Schiefhalses die Schädelknochen und Schädelnähte untersuchen und behandeln, die Dura mater am Kopf und am Becken entspannen, Torsionen des Beckens rückgängig machen und den übermäßigen Faszienzug lösen. In all diesen Bereichen wird er versuchen, eine symmetrische Beweglichkeit und einen ausgeglichenen Spannungszustand wiederherzustellen, um so den Schiefhals zu »begradigen«.

Info

Schulmedizinische Behandlung

In der Schulmedizin wird der Schiefhals meist dadurch behandelt, dass man den Nacken des Kleinkindes mit einer Nackenrolle unterstützt, letztlich also eine Art Gegendehnung ausübt. Bei ausbleibendem Erfolg wird aber auch operativ eingegriffen.

Zahnregulierung

Die 32 Zähne, die das Gebiss eines Erwachsenen bilden, haben die spezifische Funktion, die aufgenommene Nahrung zu zerkleinern. Die Nahrung wird zusätzlich im Mund mit Speichel durchmischt und in kleinen, schluckfähigen Portionen die Speiseröhre hinunterbefördert. Je nach Art (Struktur) und Lage der Zähne dienen diese zum Beißen oder Kauen und Zermahlen. So wie Schädel und Kiefer wachsen auch Zähne. Dabei formt sich bis zum 30. Lebensmonat das so genannte Milchgebiss aus den 20 Milchzähnen. Zwischen dem 6. und dem 14. Lebensjahr wird es durch die 32 Zähne des Dauergebisses ersetzt.

Fehlbisse und ihre Ursachen

Stimmt die Lage der Zähne zueinander, spricht man von einem Neutralbiss. Bei normaler Bissstellung bilden dann jeweils zwei Zähne mit dem gegenüberliegenden Zahn eine funktionelle Einheit. Abweichungen vom Neutralbiss bezeichnet man als Fehlbiss; die funktionelle Einheit ist dann gestört, die Kauleistung beeinträchtigt. Fehlbisse beeinträchtigen nicht nur die Funktion der Zähne als »Zerkleinerungswerkzeuge«, sondern können auch großen Einfluss auf das Sprechen und das Schlucken haben. Daher werden Fehlbisse, abhängig von ihrer Schwere, kieferorthopädisch mit fest sitzenden oder abnehmbaren Spangen bzw. Platten behandelt. Auch ästhetische Gründe können für eine kieferorthopädische Behandlung sprechen. Zähne und Kiefer werden dabei durch einen fortwährenden mechanischen Druck gezwungen, ihre korrekte Lage einzunehmen. Im Extremfall kann dies zu Kopfschmerzen führen. Eine kieferorthopädische Behandlung dauert in der Regel zwei bis drei Jahre und wird vorzugsweise bei Kindern in einem Alter zwischen sechs und zwölf Jahren durchgeführt. Schwerwiegende Fehlbisse können auch operativ behandelt werden.

WISSEN

Ursachen für einen Fehlbiss

Ein Fehlbiss kann unterschiedliche Ursachen haben. Hierzu zählen erblich bedingte Missbildungen wie Hasenscharte, Wolfsrachen oder Gaumenspalte. Krankheiten wie Rachitis können zu einem Fehlbiss führen. Auch die zum unteren Überbiss führende zu große Entwicklung des Unterkiefers kann erblich bedingt sein. Traumatische Einflüsse, wie Unfälle mit Zahnverlust oder Kieferbruch, aber auch besondere Verhaltensweisen, wie lang andauerndes Daumenlutschen im Kindesalter, können einen Fehlbiss und Fehlstellungen im Kiefergelenk nach sich ziehen.

Osteopath und Zahnarzt

Ein Osteopath kann in Abstimmung und in Zusammenarbeit mit einem Zahnarzt einen Fehlbiss behandeln. Erfahrungsgemäß zeigt sich dabei ein Erfolg deutlich schneller als mit alleiniger kieferorthopädischer Behandlung. Zu Beginn wird der Osteopath einen Befund erheben, um festzustellen, warum es zu dem Fehlbiss kam. Dazu wird er die Stellung der Zähne und die der beiden Kiefer prüfen und die Mechanik des Kiefergelenks sowie den Spannungszustand der Muskulatur testen.

Diese Untersuchungen wird der Osteopath beim sitzenden Patienten durchführen, da Kauen und Schlucken ja auch meist im Sitzen erfolgen. Er wird sich dabei nicht nur auf den Biss beschränken, sondern mit seinen Händen Kiefer, Schädel, Hals, Kehlkopf und Halswirbelsäule untersuchen, denn über Bänder, Muskeln und Gelenke sind die Kieferknochen mit all diesen Bereichen verbunden.

Da die Schädelknochen aus osteopathischer Sicht nicht fest miteinander verwachsen sind, sondern sich mit der primären Respirationsbewegung acht- bis vierzehnmal in der Minute bewegen, gilt den Knochennähten (Suturen) als Gelenkstellen ein besonderes Augenmerk. Diese müssen spannungsfrei sein, weshalb der Osteopath ihren geraden oder gekrümmten Verlauf überprüfen wird. Natürlich wird der Osteopath auch die primäre Respirationsbewegung am Kiefer selbst erspüren, um so die Funktionsfähigkeit der Kieferknochen zusätzlich einschätzen zu können.

Hat der Osteopath seinen Befund erstellt, folgt die individuell abgestimmte Therapie. Meistens wird er dazu mit speziellen Techniken die Schädelnähte von ihren Spannungen befreien. So ermöglicht er dem Kiefer des jungen Patienten, sich in seiner korrekten Form weiterzuentwickeln. Litt der Patient zuvor an Kopfschmerzen, werden diese bei spannungsfreien Suturen (siehe S. 160) meist verschwinden. Der Osteopath wird auch die Muskulatur des Kiefers behandeln, da sie die Mechanik des Bisses entscheidend beeinflusst.

Übungen für den guten Biss, die der Patient zu Hause durchführt, ergänzen die osteopathische Therapie. Und regelmäßige Bissabdrücke durch den Zahnarzt ermöglichen eine gute Verlaufskontrolle.

Asthma

Zu den häufigsten chronischen Erkrankungen im Kindesalter zählt das Asthma. Fast jedes zehnte Kind ist davon betroffen. Asthma entwickelt sich meist zwischen dem vierten und fünften Lebensjahr, oft auch als Folgeerscheinung immer wiederkehrender Bronchitiden im Kleinkindalter. Asthma tritt als lang anhaltender Husten oder anfallsartig auf, kann zu richtiger Atemnot führen und ist am schweren Ausatmen und dem typischen Pfeifgeräusch zu erkennen. Es entsteht meist, wenn die Bronchialschleimhaut überempfindlich auf virale Entzündungen der Atemwege, Allergie auslösende Stoffe, körperliche Anstrengung oder chemisch-physikalische Reize reagiert. Die Bronchialschleimhaut bildet dann vermehrt Schleim, verstopft die Bronchien, und die Atemmuskulatur verkrampft.

Info

Behandlung des Asthmas

Gegen Atemnot helfen Bronchien erweiternde Sprays mit Sofortwirkung. Eine Langzeitbehandlung (Dauertherapie) wird meist mit Tabletten und Sprays durchgeführt. Der Auslöser des Asthmas sollte, soweit möglich, erkannt und vermieden werden.

Asthma ganzheitlich betrachtet

Wenn die Atemmuskulatur verkrampft und die Bronchialschleimhaut zu viel Schleim bildet, liegen Funktionsstörungen im Bereich der Atemwege vor. Der Osteopath untersucht daher den gesamten Lungenbereich, um hier Funktionsstörungen zu behandeln. Die osteopathische Behandlung des Asthmas reicht aber viel weiter.

Wehrt der Organismus fremde Stoffe ab, so erfolgt diese Abwehrreaktion zu großen Teilen im Bereich des letzten Dünndarmabschnitts. Hier sitzen im Bindegewebe die lymphatischen Abwehrzentren, in denen die Immunglobuline (Antikörper) gebildet werden.

Zu einer allergischen Reaktion wie dem Asthma kommt es, wenn das lymphatische Abwehrsystem auf einen bestimmten Stoff, das Allergen, überempfindlich reagiert. Es produziert dann zu viel Immunglobulin E (IgE). Die Ursache hierfür kann zum Beispiel in einer schlechten Zusammenarbeit der natürlichen Darmflora mit dem lymphatischen Abwehrsystem liegen. Auch können angesammelte Giftstoffe (Toxine) im Bereich des lymphatischen Abwehrsystems sowie dessen mangelnde Beweglichkeit dazu beitragen, dass zu viel IgE produziert wird.

Bei Asthma oder anderen allergischen Erkrankungen wie Neurodermitis, Heuschnupfen oder Nahrungsmittelunverträglichkeit untersucht der Osteopath deshalb das lymphatische Abwehrzentrum am Ende des Dünndarms sowie andere Abwehrzentren, beispielsweise die Milz, und behandelt diese bei Bedarf.

Asthma als Stoffwechselstörung

Asthma hat seine Ursachen nicht nur in einem allergisch reagierenden Immunsystem, sondern auch in einem gestörten Stoffwechsel. Um diesen zu behandeln, wirkt der Osteopath hauptsächlich auf das vegetative Nervensystem ein, das den Stoffwechsel steuert. Dazu behandelt er die Brustwirbelsäule, vor der wichtige Nervenpunkte des Sympathikus liegen, genauso wie die Rippen mit ihren Gelenken an Wirbelsäule und Brustbein und das Brustbein selbst. Für den Parasympathikus setzt der Osteopath an der Schädelbasis an und folgt mit seinen Techniken dem Verlauf des Eingeweidenervs entlang den Halsfaszien bis hin in den Mittelfellraum. Auch das Becken wird behandelt, denn hier sitzt ein wichtiges parasympathisches Zentrum.

Neben das den Stoffwechsel steuernde vegetative Nervensystem untersucht und behandelt der Osteopath auch Magen und Darm, weil hier der Stoffwechsel hauptsächlich stattfindet. So kann er eine optimale Aufnahme und Verwertung der Nahrung sicherstellen.

Info

Darm und Lunge

Asthma entsteht möglicherweise auch aufgrund einer schlecht funktionierenden Darmschleimhaut. Den Zusammenhang liefert die embryonale Entwicklung. Die Darmschleimhaut und die Bronchialschleimhaut entstammen beide dem inneren Keimblatt. Eine Funktionsstörung der Darmschleimhaut kann über neurologische oder hormonelle Rückkopplung mit der Zeit auch die Bronchialschleimhaut verändern und Asthma begünstigen.

Überhaupt kann der Darm die Lunge beeinflussen. Ist er zu sehr angespannt, drückt er das Zwerchfell hoch und beeinträchtigt die Lunge. Fehlt hingegen die richtige Spannung, dann hängt das Zwerchfell zu tief und kann die Lunge nicht stützen. So werden Lungenbeschwerden wie Asthma verstärkt.

Für die Behandlung des Asthmas untersucht der Osteopath nicht nur den direkt betroffenen Brustbereich mit Lunge, Zwerchfell, Rippen und Wirbel, sondern den gesamten Organismus, von der Schädelbasis bis zum Becken, um mögliche Funktionsstörungen aufzuspüren und zu lösen.

Skoliose

Die Wirbelsäule, unser Rückgrat, ermöglicht uns den aufrechten Gang, stützt unseren Rumpf und trägt seine Last. Trotzdem besteht sie, ähnlich einer Kette, aus vielen beweglichen Gliedern, den einzelnen Wirbeln. Das knöcherne Wirbelsäulenstützgewebe und zahlreiche, an den Wirbelkörpern ansetzende Muskeln und Bänder geben der Wirbelsäule ihre Stabilität. Wenn diese Stabilität nicht mehr gewährleistet ist oder wenn auf eine Stelle der Wirbelsäule ein fortwährender großer Zug ausgeübt wird, kommt es zu Veränderungen, die oft mit einer Haltungsschwäche einhergehen. Dabei lässt sich der Haltungsapparat mit einem Segelschiff vergleichen, bei dem die Wirbelsäule dem durchaus elastischen Mast entspricht und die Bänder, Muskeln und Faszienansätze der Takelage. Sitzt auch nur ein Seil zu locker oder zu fest, beeinflusst das die Ausrichtung der Segel und damit die Stabilität des ganzen Schiffes.

Lang andauernde Haltungsveränderungen können eine Verkrümmung der Wirbelsäule hervorrufen. Haltungsveränderungen haben unterschiedliche Ursachen: Sie können durch Krankheiten ausgelöst werden, die die Knochenstruktur verändern, wie etwa Rachitis oder Morbus Bechterew. Aber auch Verbrennungs- oder Operationsnarben können das Gewebe derart straffen und verändern, dass sich die Wirbelsäule unter seiner Spannung krümmen muss.

Zu den häufigsten Formen der Wirbelsäulenverkrümmung zählt die skoliotische Fehlhaltung oder Skoliose. Mit Skoliose bezeichnet man eine seitliche Verbiegung der Wirbelsäule; dabei sind einzelne Wirbelkörper gegeneinander und in sich verdreht. Dies kann zu Veränderungen des Brustkorbs und der Rippen führen, die an Beweglichkeit und Elastizität verlieren. Lunge und Herz müssen sich dann in Form und Bewegung dem veränderten Brustkorb anpassen. Starke Skoliosen können die Leistungsfähigkeit des Herz-Kreislauf-Systems derart einschränken, dass eine operative Korrektur notwendig wird.

Info

Ursache unbekannt

Bei etwa 80 Prozent der auftretenden Skoliosen ist die Ursache unbekannt, man spricht dann von »idiopathischer Skoliose«. Sie tritt meist mit dem großen Wachstumsschub in einem Alter zwischen neun und elf Jahren auf, bei Mädchen etwa dreimal so häufig wie bei Jungen.

In der Schulmedizin wird die Skoliose je nach Schwere unterschiedlich behandelt. Mit Krankengymnastik können gezielt Muskeln und Bänder gestärkt werden. Eine oberflächliche Elektrostimulation dient demselben Zweck. Bei starker Skoliose wird manchmal auch ein Spezialkorsett oder Gipsbett verschrieben. In extremen Fällen müssen Skoliosen operiert werden; der Chirurg setzt dann stabilisierende und korrigierende Metallstäbe, -klammern oder -drähte ein.

Was der Osteopath bei Skoliose tun kann

Osteopathen können Skoliosen natürlich nicht vollständig »auflösen«, also die seitliche Verbiegung einer Skoliose beseitigen. Gerade bei einer nicht allzu stark ausgeprägten Skoliose gehören Muskelaufbau und Dehnungsübungen, wie sie der Physiotherapeut anwendet, zu den ganz wichtigen therapeutischen Maßnahmen.

Osteopathen können aber dazu beitragen, dass die Skoliose zu einem eigenen Gleichgewicht findet, in sich ausgeglichen ist und so Kompensationen des Körpers an anderer Stelle gering gehalten werden. Denn solange die Skoliose die Beweglichkeit nicht einschränkt, wird sich der Patient wohl fühlen. Deshalb wird der Osteopath im Falle einer Skoliose hauptsächlich die Beweglichkeit von Kopf, Wirbelsäule, Rippen und Becken untersuchen. Stellt er hier Bewegungseinschränkungen fest, wird er diese mit seinen manuellen Techniken wieder lösen können. So genannte Verlangsamungen im Beckenbereich wirken sich häufig auf die Verdauungs- und Geschlechtsorgane im kleinen Becken aus. Die Organe liegen dann verschoben und sind möglicherweise in ihrer Mobilität eingeschränkt. Der Osteopath wird, falls notwendig, diese Mobilität wiederherstellen.

WISSEN

Entsteht die Skoliose schon im Mutterleib?

Sehr oft stellen Osteopathen außer Torsionen der Wirbelsäule auch Verschiebungen am Becken, an den Rippen und vor allem am Schädel fest. Möglicherweise lässt sich daraus ein Erklärungsmodell für die Entstehung idiopathischer Skoliosen herleiten. Es ist durchaus denkbar, dass sich Patienten, die im Kindesalter an einer Skoliose leiden, bereits in ihrer embryonalen Entwicklung, während der Geburt oder als Kleinkinder Torsionen an Becken, Rippen oder Schädel zugezogen haben. Die vorhandenen Verschiebungen lösen dann, wenn der große Wachstumsschub einsetzt, eine Skoliose aus. In der Tat lässt sich bei Kindern, deren Knochennaht zwischen linker und rechter Oberkieferhälfte am Gaumen nicht gerade verläuft, eine skoliotische Tendenz nachweisen.

Besonderes Augenmerk gilt aber den Kopfgelenken. Die Kopfhaltung hat nämlich großen Einfluss auf die Statik und das Verhalten der Wirbelsäule. Der Osteopath wird deshalb auch die zentrale Schwerkraftlinie, das Lot, untersuchen. Die »Schlüsselwirbel« (siehe S. 68) liegen meist auf dieser zentralen Schwerkraftlinie. An ihnen setzen die Verbiegungen der Skoliose an.

Unterleibsbeschwerden bei Frauen

Die Strukturen im Genitalbereich der Frau sind zahlreich und wirken auf vielschichtige Weise zusammen. Entsprechend können auch Beschwerden der unterschiedlichsten Art auftreten. Zu den Strukturen im Unterleib zählen die inneren Geschlechtsorgane, also die Eierstöcke, in denen sich die Eizellen bilden und heranwachsen, die Eileiter, die das beim Eisprung ausgeschwemmte Ei auffangen und weiterleiten, und die Gebärmutter, in die sich der Keim nach einer Befruchtung einnistet und von der er ernährt wird.

Die zyklische Bereitschaft der Gebärmutter, eine befruchtete Eizelle aufzunehmen, wird von Geschlechtshormonen gesteuert, die in der Hirnanhangsdrüse und in den Eierstöcken produziert werden. In dieser Phase wächst die so genannte Wucherungsschicht der Gebärmutterschleimhaut. Bleibt die Befruchtung aus, wird die Hormonproduktion drastisch reduziert und die Wucherungsschicht abgestoßen. Dabei kommt es zu einer Wundblutung der Gebärmutter, der so genannten Menstruation.

Menstruationsbeschwerden

Menstruationsbeschwerden zählen zu den häufigsten Unterleibsproblemen bei Frauen. Soweit sie nicht seelisch bedingt sind, können Myome, Polypen und ortsfremdes Wachstum der Gebärmutterschleimhaut die Ursache sein. Auch Kaiserschnitt- und Blinddarmnarben sowie Entzündungen der Geschlechtsorgane, der Blase oder der Bauchorgane können Menstruationsbeschwerden auslösen.

WISSEN

Regelschmerzen aus osteopathischer Sicht

Oft aber weisen Schmerzen während der Monatsblutung auf Probleme hin, die ständig vorhanden sind, die aber der Körper zwischen den Perioden kompensiert.
So kann ein ständiger Zug der Gebärmutter, durch Bänder und Faszien übertragen, zu einer Bewegungsbeeinträchtigung des Kreuzbeins und der Iliosakralgelenke führen. In der blutungsfreien Zeit gleicht der Organismus diese Beeinträchtigung aus. Nimmt aber durch die wachsende Wucherungsschicht und die Blutansammlung das Gewicht der Gebärmutter zur Periode hin zu, kann der Körper nicht mehr kompensieren. Die ständig vorhandene Bewegungsbeeinträchtigung macht sich dann als Schmerz bemerkbar.

Wenn ein Osteopath Unterleibsbeschwerden untersucht, kann er recht häufig eine Beeinträchtigung am Kreuzbein und den Iliosakralgelenken entdecken. Löst er diese Beeinträchtigung und den von ihr bewirkten Zug, verschwinden meistens die Beschwerden. Auch Verwachsungen, Missbildungen oder Lageanomalien der Gebärmutter können Zug auslösen und Kreuzschmerzen verursachen, die sich osteopathisch behandeln lassen.

Das Kreuzbein und seine Gelenke unterliegen zahlreichen Einflüssen. Hier wird die Körperhaltung mitbestimmt, setzen wichtige Organe an und endet der Rückenmarksack (die spinale Dura mater). Ist das Kreuzbein menstruationsbedingt in seinen Bewegungen eingeschränkt, wirkt sich dies auf die Beweglichkeit der spinalen Dura mater aus, die entlang dem Rückenmarkkanal bis zum Gehirn hin reicht und dieses umschließt. Deshalb kann der übermäßige Zug der Gebärmutter während der Periode über die spinale Dura mater bis in den Schädel hineinführen und Kopfschmerzen auslösen.

Störungen der Blasenfunktion

Auch Inkontinenz, also der unkontrollierte Abgang von Urin, stellt ein Problem dar, unter dem viele Frauen leiden. Inkontinenz kann seelisch bedingt sein, häufig ist der Grund jedoch mechanischer Art. Meist wird dabei Druck auf die Blase ausgeübt, etwa durch eine Verklebung der Befestigungsstrukturen der Blase, durch eine Organsenkung, durch eine organbedingte Faszienspannung oder durch eine überhöhte Spannung des Beckenbodens, der die Spannkraft der

Schließmuskeln mindert. Mechanischer Druck kann schließlich auch nach Unterleibsoperationen entstehen, wenn Blase und Darm eine andere Lage einnehmen.

Nierentätigkeit und Blasenentleerung werden über ein Nervengeflecht gesteuert, den Plexus sacralis, das vor dem Kreuzbein liegt. Veränderungen am Kreuzbein – aufgrund von Spannungen innerer Organe oder durch einen Sturz oder Ähnliches verursacht – können das Nervengeflecht reizen und so die Steuerung von Blase und Niere beeinflussen.

Ein Osteopath verfügt über genaue anatomische, physiologische und embryologische Kenntnisse des urogenitalen Bereichs. Er weiß um die Zusammenhänge zwischen den einzelnen Strukturen und deren Funktionen. Das ermöglicht ihm eine gezielte Untersuchung und eine individuell abgestimmte Behandlung. Das Ziel ist dabei immer gleich: Bewegung schaffen, damit eingeschränkte Strukturen wieder voll funktionieren können.

Info

Verantwortung und Sensibilität des Behandlers

Die Behandlung des Unterleibs erfordert ein besonderes Maß an Sensibilität und verantwortungsvollem Arbeiten. Deshalb wird der Osteopath vorher genau erläutern, was er wie manuell untersuchen will, um dann sachlich die einzelnen Zusammenhänge seines Befundes zu erklären und die folgenden Schritte seiner Behandlung mit der Patientin abzustimmen. Oft kann ein Problem von außen, also über die Haut und die darunter liegenden Schichten, behandelt werden. Manchmal ist jedoch ein Eingriff ins Körperinnere notwendig, erfolgt die Behandlung also vaginal oder rektal. Bei ethisch einwandfreiem Arbeiten und mit Zustimmung der Patientin kann eine solche Behandlungsmethode sehr hilfreich sein. Die Zusammenarbeit des Osteopathen als Therapeut mit einem Facharzt muss allerdings gegeben sein, da rechtlich nur ein Arzt oder Heilpraktiker die Körperhöhlen behandeln darf (siehe S. 239).

Schwangerschaft und Wochenbett

Die Schwangerschaft und die Entbindung zählen zu den natürlichsten Vorgängen im Leben einer Frau. Dennoch ist für eine werdende Mutter wohl kein anderer Lebensabschnitt physisch und psychisch so ereignisreich wie das Heranreifenlassen und Gebären eines eigenen Kindes. Die Schwangerschaft und die Zeit nach der Entbindung sollten deshalb von einem Osteopathen begleitet werden. In England ist dies an großen Kliniken und Geburtskliniken normal. Hier sieht der Osteopath die Frau mindestens einmal pro Schwangerschaftsdrittel und ein weiteres Mal nach der Entbindung. So kann der Osteopath vorbeugend agieren und mögliche Beschwerden vermeiden helfen.

In anderen Umständen sein

Die Veränderungen, die mit einer Schwangerschaft einhergehen, sind immens, was sich nicht nur am stetig wachsenden Bauch zeigt. Hormone, die der Körper ausschüttet, lockern Bindegewebe und Bänder, damit sich vor allem das Becken bei der Geburt gut dehnen kann. Das Bindegewebe lockert sich überall, nicht selten »wachsen« dabei die Füße um eine ganze Schuhnummer. Die Statik und mit ihr der Gang und die Bewegungen ändern sich durch das heranreifende Kind. Das Becken nimmt eine andere Stellung ein, was sich auf den Lendenbereich und die gesamte Wirbelsäule auswirkt. Das zunehmende Gewicht des Kindes belastet dann oft die in ihrer Statik veränderte Wirbelsäule und löst Rückenschmerzen aus. Muskeln werden anders eingesetzt und können beispielsweise den Ischiasnerv regelrecht einklemmen, das Kind im Becken trägt sein Übriges dazu bei. Manchmal entstehen Krampfadern an den Oberschenkeln, der Leiste und im Scheidenbereich aufgrund einer veränderten Lage der Gebärmutter, die den venösen Rücktransport behindert.

Auch Magen- und Verdauungsprobleme können bei einer Schwangerschaft entstehen. Denn das heranwachsende Kind verdrängt zunehmend die inneren Organe von deren angestammten Positionen. Dabei können sich die Bewegungen und Bewegungsachsen der Organe verändern, was wiederum ihre Funktion beeinträchtigen und zu den genannten Problemen führen kann.

Beschwerden während der Schwangerschaft

Gab es bereits vor der Schwangerschaft symptomfreie Spannungen, erhöhen sich diese und machen sich nun als Schmerzen bemerkbar, meist im Bereich der Wirbelsäule und des Beckens, da viele innere Organe an ihnen befestigt sind.

Manchmal nimmt das Kind nicht die Geburtslage ein, »will« nicht in den Geburtskanal. Die Ursachen hierfür sind vielfältig und lassen sich nicht immer aufspüren. Eine angeborene oder unfallbedingte knöcherne Anomalie am Becken der Mutter kann die Geburtslage behindern, genauso wie Narben oder Organprobleme, die sonst keine Symptome zeigen. Die Ursachen können auch beim Kind selbst liegen, etwa wenn dieses besonders groß ist, Probleme mit der Nabelschnur vorliegen oder Mehrlinge zur Welt kommen.

Die Wehen, die normalerweise die Geburt einläuten, können manchmal deutlich zu früh einsetzen. Die Gründe, soweit sie zu entdecken sind, können hormonell bedingt sein, der Bauch der Mutter kann zu sehr unter Spannung stehen oder die Mutter insgesamt gestresst sein.

Info

Osteopathische Behandlung während der Schwangerschaft

Wenn ein Osteopath eine schwangere Frau behandelt, wird er meist ihre Statik korrigieren, damit Becken, Wirbelsäule und die inneren Organe nicht unnötig belastet werden. Er kann Spannungen lösen und den inneren Organen in ihrer verschobenen Lage weitestgehend zu ihrer vollständigen Funktion zurückverhelfen. Insgesamt wird ein Osteopath für eine gute Beweglichkeit und Harmonie der Knochen, der Faszien, des Zwerchfells sowie der Muskeln an Gesäß, Lendenwirbelsäule und Beckenboden sorgen.

Für das Wohlergehen von Mutter und Kind ist eine optimale arterielle, venöse und nervale Versorgung der Gebärmutter und des Embryos während der Schwangerschaft entscheidend. Aus osteopathischer Sicht gilt daher dem dritten, vierten und fünften Lendenwirbel sowie dem Kreuzbein besonderes Augenmerk, denn in Höhe dieser Wirbel verlaufen wichtige Gefäßsysteme. Auch hier sorgt der Osteopath für die notwendige Mobilität.

Manche osteopathische Technik bei Beschwerden einer Schwangerschaft wird behutsam vaginal oder rektal durchgeführt.

Die Geburt

Die Entbindung stellt einen außergewöhnlichen körperlichen (und seelischen) Kraftakt dar, der die maximale Anpassungsfähigkeit der Wirbelsäule erfordert. Bestehende Blockaden der Wirbelsäule und des Beckens können den

Geburtsvorgang beeinträchtigen. Beckenknochen können durch den Kraftaufwand verschoben werden, der aus Muskeln, Sehnen und Bändern bestehende Beckenboden kann unter Spannung geraten und an Beweglichkeit verlieren. Durch das starke Pressen mit nach vorn geneigtem Kopf können Zwerchfell, Schädel und Halswirbelsäule in Mitleidenschaft gezogen werden. Wurde per Kaiserschnitt entbunden, kann die Narbe Probleme bereiten. Die während der Schwangerschaft erfolgte hormonelle Auflockerung des Bindegewebes kann bei übermäßiger körperlicher Betätigung nach der Geburt eine Senkung von Gebärmutter und Blase bewirken.

Mit seinem Wissen und seinen Techniken kann der Osteopath solche geburtsbedingten Beschwerden erkennen und wirksam behandeln.

In der Zeit des Wochenbetts bilden sich die durch Schwangerschaft und Geburt bedingten körperlichen Veränderungen zurück. Auch das Wochenbett sollte osteopathisch begleitet werden. Der Osteopath kann den Organismus dabei unterstützen, wieder zu seiner Normalität zurückzufinden. Mögliche geburtsbedingte Beschwerden können von ihm jederzeit behandelt werden.

Kopfschmerzen

Kopfschmerzen sind den meisten Menschen bekannt. Um sie erfolgreich zu behandeln, müssen die auslösenden Ursachen gefunden werden. Diese können sehr vielfältig sein. Die genaue Beschreibung der Schmerzsymptome kann erste wichtige Hinweise geben. Deshalb muss genau abgeklärt werden, wo der Schmerz sitzt, wann er auftritt und wie er sich äußert. Kopfschmerz muss keineswegs fest an einer Position verharren, sondern er kann auch wandern.

Kopfschmerz kann ständig, aber mit unterschiedlicher Intensität präsent sein. Er kann sich zu bestimmten Tageszeiten bemerkbar machen oder den Betroffenen situationsabhängig quälen. Kopfschmerz kann sich bei körperlicher Belastung zeigen, etwa beim Sport oder bei beruflicher Tätigkeit. Kopfschmerz kann auch aufgrund großer Konzentration entstehen, etwa bei Kindern im Lernstress oder bei Erwachsenen im Beruf.

Die Schmerzen können räumlich, zeitlich, aber auch in ihrer Form wechseln oder in Kombination auftreten. Leidet ein Patient über einen längeren Zeitraum hinweg an Kopfschmerzen, so herrscht meist eine bestimmte Schmerzform vor.

WISSEN

Das subjektive Schmerzempfinden

Kopfschmerz wird auf sehr unterschiedliche Weise empfunden. Eine wichtige Rolle spielt dabei die Schmerzempfindlichkeit des Betroffenen. Der Kopfschmerz kann beispielsweise stechen, bohren, klopfen, brennen, wie ein Blitz einschlagen oder sich dumpf über den ganzen Schädel ausbreiten. Kopfschmerz muss keineswegs allein auftreten, sondern wird oft von anderen Beschwerden wie Übelkeit, Erbrechen oder Sehstörungen begleitet.

Den Ursachen auf der Spur

Die Schmerzen selbst lassen sich oft problemlos mit Schmerzmitteln behandeln. Der Kopfschmerz verschwindet, seine Ursachen jedoch nicht. Es gibt verschiedene Medikamente und auch andere Substanzen, die Kopfschmerzen hervorrufen. Erkrankungen an Hals, Nase, Ohren, Zähnen oder Augen können zu Kopfschmerzen führen. Manchmal lösen unfallbedingte Traumen Kopfschmerz aus, aber auch raumfordernde Prozesse, also Tumoren oder Zysten, führen durch erhöhten Druck oder direkte Wirkung auf Gehirn, Nerven und umgebende Strukturen zu Schmerzen.

Info

Warum der Kopf schmerzt

Die bei weitem häufigste Ursache für den Kopfschmerz liegt in einer mangelnden Durchblutung des Gehirns.

Vier große Blutgefäße versorgen das Gehirn mit sauerstoffreichem Blut. Zwei davon verlaufen innerhalb der Halswirbelsäule. Die anderen beiden Halsschlagadern ziehen seitlich den Hals hinauf und treten etwa in Höhe der Kiefergelenke in den Schädel ein. Wenn nun in einem oder mehreren dieser Gefäße die Zirkulation behindert ist, gelangt zu wenig Blut ins Gehirn; Schmerzen weisen dann auf die mangelnde Durchblutung unseres wichtigsten Organs hin. Umgekehrt kann die Behinderung auch zu Abflussstörungen und somit zu einem Stau führen.

Die eingeschränkte Zirkulation kann mehrere Gründe haben: Die Durchtrittslöcher für die Blutgefäße in der Halswirbelsäule sind krankhaft zu eng geworden, die Kopfgelenksmuskulatur weist Verspannungen auf oder Kalkablagerungen in den Blutgefäßen selbst behindern die notwendige Versorgung.

Bei Dauerkopfschmerz zum Arzt

Um die Ursachen von heftigen akuten oder lang andauernden Kopfschmerzen abzuklären, muss eine ärztliche Diagnose erstellt werden, falls nötig mit Röntgenaufnahmen, Computertomografien oder anderen klinischen Untersuchungsmethoden. Problematisch wird es für den Patienten, wenn sich keine strukturellen oder funktionellen Ursachen finden lassen. Der Kopfschmerz wird dann schnell als psychisch bedingt diagnostiziert, und meist erhält »der Stress« die Schuld daran. Zweifellos kann die seelische Verfassung gerade bei Kopfschmerzen eine große Rolle spielen. Daher sind die verschiedenen Entspannungsmethoden wie Autogenes Training, Konzentrative Entspannung oder Progressive Muskelentspannung häufig so wirksam: Sie lindern den Kopfschmerz oder lassen ihn unter Umständen ganz verschwinden.

Körperhaltung, Fehlbiss und Traumen

Die Ursachen können aber auch an ganz anderer Stelle liegen. Ein Osteopath kann helfen, sie zu finden und zu behandeln. Dazu dient eine ausführliche Befunderhebung. Der Osteopath greift dabei selbstverständlich auf die klinische Diagnose des Arztes zurück. Er muss Ursachen wie Tumor, Zysten oder Verkalkung unbedingt ausschließen können.

Bei einem Patienten mit Kopfschmerz wird der Osteopath vor allem die Statik untersuchen. Sie hat auf die Stellung des Kopfes einen enormen Einfluss. Die Stellung wird von Muskeln gesteuert, die den Kopf immer gerade halten und gewährleisten, dass die Augen auf einer waagerechten Ebene liegen und geradeaus schauen können. Zwei der vier das Gehirn versorgenden Blutgefäße ziehen durch diese Muskeln. Wenn die Statik verändert ist, stehen diese Muskeln unter

Dauerspannung, da sie die falsche Haltung ständig korrigieren müssen. Die angespannten Muskeln drücken auf die Blutgefäße, reduzieren den Durchfluss und können so den Kopfschmerz auslösen. Manchmal sind auch der venöse Blutabfluss und der lymphatische Abfluss gestört, was zu einer Drucksteigerung im Schädel führt. Beschwerden und Schmerzen können folgen.

Ein Fehlbiss, also das falsche Zusammentreffen von Ober- und Unterkiefer, beeinträchtigt nicht nur die Kauleistung, sondern kann auch Kopfschmerz auslösen. Der Unterkiefer ist nämlich über die Gelenkpfanne des Schläfenbeins direkt mit dem Schädel verbunden, das Kiefergelenk wird von Muskeln gesteuert, die teilweise an der Schädelbasis ansetzen. Wenn nun der Unterkiefer nicht richtig »sitzt«, können Gelenk und Muskulatur überlastet werden. So entsteht ein ständiger Zug, der auf den Schädel einwirkt und Schmerzen verursachen kann.

Auch Traumen, wie Unfälle, Stürze oder Stöße, können Kopfschmerz auslösen. Der Kopf selbst muss dabei gar nicht getroffen worden sein, es reichen Verletzungen an Kreuz- und Steißbein oder Wirbelsäule. Das Kreuz- und das Steißbein sind nämlich über die spinale Dura mater innerhalb der Wirbelsäule direkt mit dem Schädel verbunden (siehe Abschnitt »Das kraniosakrale System«, S. 69). So kann etwa ein Sturz auf das Steißbein einen starken Zug auf die spinale

Dura mater ausüben, der bis zum Gehirn reicht und hier die Schmerzen auslöst.

Wurde hingegen der Kopf in Mitleidenschaft gezogen, müssen die Schmerzen keineswegs sofort auftreten. Aber das Trauma hat seine Spuren hinterlassen, und es können etwa einzelne Schädelknochen an ihren Nähten komprimiert worden sein. Den Schädelknochen mangelt es dann an Beweglichkeit. Kommt es Jahre später zu einem erneuten traumatischen Ereignis, das durchaus sehr gering sein kann, so fehlt dem Organismus an der betroffenen Stelle die Möglichkeit der Kompensation. Diese wurde bereits beim vorhergehenden größeren Trauma gestört. So kann also eine kleine Ursache etliche Zeit später das Fass zum Überlaufen bringen und unverhältnismäßig starke Schmerzen verursachen.

Bei Kopfschmerzen wird der Osteopath selbstverständlich den Kopf sehr genau untersuchen. Er wird die Schädelnähte, die Gelenkverbindungen zu Halswirbelsäule und Kiefer, die Schädelknochen, insbesondere die der Schädelbasis, und die Spannung der Dura mater überprüfen. Die primäre Respirationsbewegung wird er am Kopf erspüren.

Abhängig vom jeweiligen Befund wird er mit seinen manuellen Techniken eine individuelle Behandlung durchführen, die Haltung, Kopf, Becken und Wirbelsäule mit einschließt.

Kreuzschmerzen

Schmerzen, die im Bereich des Kreuzbeins auftreten, werden als Kreuzschmerzen zusammengefasst. Hierzu zählen die Blockade des Iliosakralgelenks, der Ischiasschmerz, der dumpfe Kreuzschmerz, das so genannte Abbrechen und der typische Kreuzschmerz bei Frauen während der Periode oder in der Schwangerschaft. Die Ursachen, die solche Schmerzen auslösen, sind höchst unterschiedlich.

Der Ischiasschmerz

Der Ischiasschmerz hat seinen Namen vom Ischiasnerv, der vom Gesäß über die Rückseite der Beine bis hinunter zu den Füßen reicht. Ein Kribbeln, Schmerzen oder gar Lähmungsgefühle weisen darauf hin, dass dieser Nerv irritiert (gereizt) ist. Der Irritation kann eine Bandscheibenvorwölbung (Protrusion) oder ein Bandscheibenvorfall (Prolaps) zu Grunde liegen. Möglicherweise ist der Nerv aber auch eingeengt im Zwischenwirbelloch, durch das er führt, was mechanisch bedingt sein kann oder durch eine Entzündung hervorgerufen wird. Zur Entzündung kommt es, wenn sich ein Wirbel verrenkt und das Bindegewebe unter extreme Spannung setzt. Ein erhöhter Spannungszustand der Muskulatur, beispielsweise des Gesäßmuskels, oder schlimmstenfalls ein Tumor vermag den Ischiasnerv ebenfalls zu beengen.

Info

Klassische Diagnose und Schmerztherapie

Ein Patient, der an der Ischiasneuralgie leidet, durchwandert in der Regel erst einmal die gesamte »Diagnostikmühle«. Laborwerte werden erhoben, um mögliche Entzündungen zu entdecken, Röntgenaufnahmen werden gemacht, um Bandscheibenprobleme oder Einengungen an den Wirbellöchern festzustellen, Computertomografien und Kernspintomografien werden erstellt, um Tumoren ausschließen zu können. Nicht immer findet man dabei die eigentliche Ursache. Doch lassen sich die Symptome mit schmerzlindernden und entzündungshemmenden Medikamenten wie Tabletten oder Spritzen kurieren. Krankengymnastik oder ein chiropraktischer Eingriff ist ebenfalls in der Lage, Spasmen, Verspannungen oder Blockaden zu lösen, jedoch ohne die sie verursachenden Gründe immer zu beheben. Mit seinem ganzheitlichen Ansatz und seinen profunden anatomischen Kenntnissen kann ein Osteopath hier oft weiterhelfen.

Wieso leidet der Patient beispielsweise an einer Bandscheibenvorwölbung? Übt hier ein inneres Organ über seine Anheftungsstellen einen ständigen Zug auf die Lendenwirbelsäule aus?

Das Sigmoid, ein Abschnitt des Dickdarms, ist beispielsweise von einem Gewebsnetz umhüllt, das an der Bandscheibe zwischen dem vierten und fünften Lendenwirbel und dem Iliosakralgelenk befestigt ist. Das Netz sitzt relativ locker, um sich den unterschiedlichen Füllungszuständen des Dickdarms anpassen zu können. Wenn der Dickdarm aber ständig überlastet ist, schlecht durchblutet wird oder ihn falsche Ernährung reizt, kann seine Beweglichkeit in Bezug zum Stützapparat abnehmen. Er übt dann über das Netz einen ständigen oder zeitweiligen Zug auf die Bandscheibe und das Iliosakralgelenk aus.

Beschwerden am Ischiasnerv können auch auf ein blockiertes Iliosakralgelenk zurückgehen. Der Grund liegt dann oft in einer Überbeweglichkeit im Lendenwirbelbereich. Das Iliosakralgelenk kompensiert diese Überbeweglichkeit und löst so eine Verspannung der Gesäßmuskeln aus, die dann ihrerseits den Ischiasnerv einengen.

Der Osteopath kennt diese Zusammenhänge und nutzt sie, um erst einen genauen Befund zu erheben und dann den Patienten mit seinen Händen zu therapieren. Dabei stellt der Osteopath keineswegs die bereits erstellten Diagnostikwerte in Frage. Ganz im Gegenteil: Um seinen eigenen Befund erheben zu können, benötigt der Osteopath die medizinisch-technisch festgestellten Werte. Sie stellen wichtige Bausteine für seine eigene Befunderhebung dar.

Die Iliosakralgelenk-Blockade

Die bereits erwähnte Blockade des Iliosakralgelenks (ISG) verursacht Kreuzschmerzen. Die ISG-Blockade kann traumatisch durch einen Stoß oder Sturz hervorgerufen werden. Aber ein Sturz muss nicht immer eine ISG-Blockade nach sich ziehen. Er kann jedoch zu Stauchungen besonders des Kreuz- und Steißbeins führen, die möglicherweise gar gegeneinander verschoben werden. Die Auswirkungen beeinträchtigen dann die Muskulatur, das Becken, den Beckenboden und die gesamte Statik und äußern sich in Kreuzschmerzen.

Eine ISG-Blockade kann auch das Ergebnis einer Überbeweglichkeit sein. Unser Körper neigt nämlich dazu, Überbeweglichkeiten durch Stabilität in Nachbarregionen auszugleichen, zu kompensieren. Eine überbewegliche Lendenwirbelsäule wird der Körper fußwärts durch eine schmerzhafte Versteifung des Iliosakralgelenks kompensieren. Der Grund für diese Überbeweglichkeit liegt meist in einer Laxheit der anheftenden Bänder und in einer Schwäche der dortigen Muskeln.

Eine weitere Ursache für die Blockade stellt der bereits erwähnte stetige Zug eines Organs dar. So ist der Dünndarm beispielsweise über seine Anheftungsstelle mit dem rechten Iliosakralgelenk verbunden. Ein stetiger Zug kann die Blockade des Gelenks verursachen. Diese Zusammenhänge sind nicht jedem Schulmediziner bekannt. Der Osteopath kann mit seinen Händen die Ursachen der Blockade aufspüren, die Mechanik des Gelenks behandeln, um so die ISG-Blockade lang dauernd zu lösen.

Das Gefühl abzubrechen

Eine weitere Form von Kreuzschmerz, die typischerweise bei Frauen nach einer Schwangerschaft, aber auch bei ehemaligen Tänzern und insbesondere Balletttänzerinnen auftritt, ist ein Schmerz, den die Betroffenen wie ein Abbrechen der Wirbelsäule im Kreuzbereich beschreiben. Die Ursachen gleichen denen der nicht traumatisch bedingten ISG-Blockade, also Laxheit der Bänder, Schwäche der Muskeln oder Zug eines Organs im unteren Bereich der Wirbelsäule. Wurden hier Bänder strapaziert (Schwangerschaft) oder – im Falle der Tänzerinnen – Muskeln aufgebaut, die die vorherrschende Laxheit der Bänder kompensierten und nach Beendigung der Karriere so nicht mehr genutzt werden, kann es zu den typischen Abbrech-Schmerzen kommen.

Bei Frauen bewirkt ein Hormon eine Laxheit der Bänder während der Periode und vor allem während der Schwangerschaft. Eine Überbeweglichkeit kann die Folge sein. Bei Tänzern ist die Überbeweglichkeit meist antrainiert und wird durch Muskeln kompensiert. Werden diese nicht mehr gebraucht, bleibt die Überbeweglichkeit bestehen und verursacht Abbrech-Schmerzen. Soweit es sich um schwache Muskeln handelt, kann ein Physiotherapeut helfen, diese aufzubauen. Nicht selten wird aber bei Abbrech-Schmerzen gar ein Korsett verschrieben, mit dem natürlich weder die Muskelschwäche noch die Laxheit der Bänder oder der Zug eines Organs zu behandeln ist.

Info

Osteopathische Behandlung des Abbrech-Schmerzes

Ein guter Osteopath wird, soweit es sich bei der Schmerzursache um Muskelschwäche handelt, seinen Patienten zum Physiotherapeuten weiterschicken. Stellt er hingegen als Ursache des Abbrechens den kontinuierlichen Zug eines Organs, wie etwa Dickdarm, Dünndarm, Gebärmutter oder den Ausläufer des Zwerchfells, fest, wird er den Grund für dieses stetige Ziehen ermitteln und das den Zug auslösende Organ entsprechend behandeln, also dessen Beweglichkeit erhöhen.

Kreuzschmerzen bei Frauen

Während der Periode oder der Schwangerschaft leiden Frauen häufig an Kreuzschmerzen. Die Ursachen sind unterschiedlich. Oft führt die hormonelle Umstellung zu einer Auflockerung des Gewebes, die der Körper im Bereich der Lendenwirbelsäule und des Kreuzbeins zu kompensieren versucht. Bei Schwangeren ändert sich natürlich außerdem die Statik durch das zusätzliche, nach vorn ziehende Gewicht des heranwachsenden Kindes. Schließlich können auch gutartige Geschwüre in der Gebärmutter, so genannte Myome, diese so weit vergrößern, dass sie über ihre Anheftungsstelle an der Lendenwirbelsäule zieht und Schmerzen verursacht. Die Gebärmutter übt auch dann Zug aus, wenn sie einfach nur falsch sitzt. In der Schulmedizin werden bei periodisch bedingten Kreuzschmerzen meist nur Schmerzmittel verordnet. Die Symptome verschwinden, ihr Auslöser nicht. Schwangeren Frauen wird oft Gymnastik verschrieben. Sind Kreuzschmerzen in der Schwangerschaft psychisch bedingt, hilft eine psychotherapeutische Behandlung. Myome werden bei entsprechender Größe operativ entfernt, in Ausnahmefällen mit der gesamten Gebärmutter.

WISSEN

Die Gebärmutter und der Kreuzschmerz

Der Osteopath wird weder den Psychotherapeuten ersetzen noch Myome wegkurieren können. Er kann aber sehr wohl strukturelle und physiologische Ursachen der Kreuzschmerzen aufdecken, etwa mit seinen Händen von außen Zug, Größe und Lage der Gebärmutter ertasten. Auch eine bereits entfernte Gebärmutter kann nachträglich Kreuzschmerzen verursachen. In dem sie umgebenden Gewebe hat sie nämlich ihren Abdruck hinterlassen. Der Körper reagiert auf diesen Abdruck, als ob die Gebärmutter noch vorhanden wäre. Diesen Abdruck wird der Osteopath dann behandeln.

Oft nehmen die anderen Bauchorgane den frei gewordenen Platz ein. Deren Senkung kann ebenfalls zu Kreuzschmerzen führen. Schließlich entstehen bei Unterleibs- und Bauchoperationen auch immer Narben. Das betroffene Gewebe »verklebt« an diesen Stellen und verliert an Elastizität. So können auch Narben Beschwerden auslösen und zu Kreuzschmerzen führen (siehe Kapitel »Narben«, S. 182).

Der dumpfe Kreuzschmerz

Der am schwierigsten zu diagnostizierende Kreuzschmerz ist der so genannte dumpfe Kreuzschmerz. Laborwerte erlauben hier kaum Aussagen, auf Röntgenbildern lässt sich wenig erkennen. Die Ursachen können knöcherne Veränderungen aufgrund von Abnutzung oder traumatischer Läsion sein. Überarbeitung oder falsche Körperhaltung führt dagegen zu Verkrampfungen oder Durchblutungsstörungen der betroffenen Muskeln. Der Schmerz kann schließlich auch organisch bedingt sein, wenn das betreffende Organ beispielsweise nicht seine normale Form, Spannung oder Beweglichkeit aufweist. Meistens kombinieren sich diese Ursachen und verursachen gemeinsam den dumpfen Kreuzschmerz. Auch psychische Gründe können eine Rolle spielen.

Schmerzen lassen sich medikamentös behandeln, nicht jedoch deren Auslöser. Muskelentkrampfende Medikamente können manchmal weiterhelfen, ebenso Krankengymnastik, Massage und Elektrotherapie. Oft wird ein Patient jedoch zum Internisten, Gynäkologen, Neurologen, Psychologen oder Chirurgen weitergeschickt. Auch für den Osteopathen stellt der dumpfe Kreuzschmerz eine Herausforderung dar. Allerdings kann er nach Zusammenhängen suchen, die der

Schulmediziner nicht unbedingt kennt. Er wird unter anderem die Beweglichkeit der Wirbelsäule, des Beckens und der inneren Organe überprüfen. Er wird nach statischen Veränderungen suchen, etwa ein verdrehtes Becken finden und mögliche alte Verletzungen ertasten. Vermag er einen konkreten Befund zu erstellen, kann er mit seiner manuellen Therapie beginnen.

Schulter- und Nackenprobleme

Für Probleme im Bereich der Schultern und des Nackens kommen viele unterschiedliche Ursachen in Betracht. Hierzu zählen ein verrenkter Hals, ein gebrochenes Schlüsselbein ebenso wie eine ausgekugelte Schulter. Sehr häufig aber leiden Menschen an Schulter- und Nackenproblemen, deren Ursachen nicht traumatisch bedingt sind. Etwa Personen, die viel im Büro arbeiten oder den ganzen Tag vor dem Computer sitzen. Soweit diese Beschwerden haben, klagen sie meistens über Kopfschmerzen, Nackenverspannungen, Kribbeln in den Händen, Schwindelgefühle, Probleme beim Schlucken oder gar Enge in der Brust. Die Ursachen solcher Beschwerden sind verschieden und setzen eine genaue Kenntnis der Anatomie und Physiologie voraus, um erfolgreich behandelt werden zu können. Der Bereich der Schultern und des Nackens ist nämlich eine äußerst vielschichtige Region und somit ein gutes Beispiel für die Notwendigkeit einer ganzheitlichen Betrachtungsweise des menschlichen Körpers.

Warum dieser Bereich so anfällig ist

Schulter- und Nackenpartie werden von Hals- und Brustwirbelsäule durchzogen. An der Brustwirbelsäule setzen die zwölf paarigen Rippen an, die den Brustkorb formen. Die sehr bewegliche Halswirbelsäule trägt hingegen den Kopf. Bei eingeschränkter Mobilität der Halswirbelsäule können Probleme an den Übergangsstellen zum Kopf und zur Brustwirbelsäule entstehen, da sich der Körper an diesen Stellen die notwendige Beweglichkeit verschafft. Umgekehrt können die Übergangsstellen zu einer eingeschränkten Beweglichkeit neigen, die die Halswirbelsäule dann mit übermäßiger Beweglichkeit kompensieren muss.

Je nach Haltungstyp (siehe Kapitel »Die Wirbelsäule«, S. 63) können die Krümmungen im Hals- und Brustwirbelbereich unterschiedlich ausgeprägt sein und zu entsprechenden Spannungen oder Laxheiten führen.

Knochen und Knorpel der Wirbelsäule können ebenfalls Veränderungen unterliegen, also krankheitsbedingt degenerieren oder aufgrund falscher Belastung abnutzen. Die Höhe der Bandscheiben kann abnehmen. Die Zwischenwirbellöcher, deren Größe unter anderem von der Höhe der Bandscheibe abhängt, können sich dabei verengen. Aus ihnen treten die Nerven aus, die die Arme und Hände sowie die inneren Organe versorgen. Bei einem Druck auf die Arm- und Beinnerven wird ihre Funktion, also die Steuerung der Muskulatur und die Wahrnehmung von Druck, Berührung, Temperatur, Schmerzleitung und Muskelreflexen, permanent beeinträchtigt.

Auf dem Brustkorb ruht der aus Schlüsselbein und Schulterblatt bestehende Schultergürtel. Der sehr bewegliche Schultergürtel weist eine Vielzahl von Gelenken auf. So verbindet ein Gelenk das Schlüsselbein mit dem Brustbein und ein weiteres dasselbe mit dem Schulterblatt. Letzteres wiederum besitzt eine flache Pfanne, in der der Oberarmkopf sitzt und dem Arm eine große Bewegungsfreiheit ermöglicht. Das Schultergelenk wird durch Muskulatur geführt und gesichert. Aufgrund der großen Beweglichkeit reagiert dieses komplexe System aus Knochen, Gelenk, Muskeln und Bändern jedoch relativ empfindlich. Entsprechend oft kommt es hier auch zu Verletzungen.

Der Schluckmechanismus in Mund und Hals und die Drehungen des Kopfes werden von Muskeln gelenkt, die im Schulter-Nacken-Bereich sitzen. Wichtige Blutgefäße durchziehen die Region und versorgen Organe und Gewebe. Hierzu zählt die Lunge, deren Spitzen bis zum Schlüsselbein hinaufreichen. Erkrankt der Patient häufig an Bronchitis, dann beeinflusst dies die Lungenbelüftung, die abnehmen kann. Die veränderte Lungenbelüftung führt zu einer übermäßigen Nutzung der Atemhilfsmuskeln im Bereich des Schultergürtels und Halses. Da diese Muskeln ihren Ansatz an der Halswirbelsäule haben, muss die Halswirbelsäule aufgrund dieser übermäßigen Nutzung die Belastung »auffangen«.

Wie ein Osteopath nach Ursachen sucht

All diese Bereiche arbeiten zusammen und beeinflussen sich gegenseitig. Funktionelle Störungen in einem Bereich können, wie beschrieben, Symptome in einem anderen Bereich auslösen. Der Osteopath kennt diese Zusammenhänge, weiß, dass die Schulter oft der Sammelpunkt vieler anderer Probleme ist. Daher wird er bei seinem Befund all diese verschiedenen Bereiche untersuchen. Er wird die Körperhaltung überprüfen und je nach Haltungstyp möglicherweise feststellen, dass die Schmerzen im Schulter-Nacken-Bereich ihre Ursache in einer anderen Körperregion haben. Er wird die Beweglichkeit der Kopfgelenke überprüfen, genauso wie die Faszien, die ja den Zug von einer Körperregion zur anderen übertragen können. Er wird die Lunge und deren Tätigkeit begutachten, die Rippen untersuchen und mögliche Bewegungseinschränkungen der Halswirbelsäule und der oberen Brustwirbelsäule erspüren.

Diese differenzierte Befunderhebung ermöglicht es ihm, die eigentlichen Ursachen der Beschwerden im Schulter- und Nacken-Bereich genau zu ermitteln. Hier wird er dann seine individuell abgestimmte Therapie ansetzen können. Schmerzen wird er dabei in der Regel manuell behandeln. Soweit die Probleme im Schulter- und Nacken-Bereich mit einer schwach ausgeprägten Muskulatur zusammenhängen, wird der Osteopath den Patienten zum Physiotherapeuten weiterschicken, damit dieser mit dem Patienten ein Muskelaufbautraining durchführt.

Info

Schulmedizinische Behandlung von Schulter- und Nackenbeschwerden

Nicht immer wird ein Schulmediziner so differenziert nach den Ursachen von Schulter- und Nackenproblemen suchen. Oft vertrauen Ärzte auf die Fähigkeiten von Physiotherapeuten, die solche Beschwerden nach eigener Befunderhebung mit Massage, Elektrotherapie, Fangopackungen und Rückenschule behandeln. Diagnostiziert der Arzt dagegen schwerwiegende Beschwerden, etwa Bandscheibenschäden mit Beeinträchtigung der Nerven, Muskelrisse oder massive Verkalkungen im Schultergelenk, wird natürlich auch operativ vorgegangen.

Folgen von Autounfällen

Die Osteopathie dient nicht der Behandlung von Notfällen. Wenn es bei einem Autounfall zu schweren, gar lebensbedrohlichen Verletzungen kommt, ist die Notfallmedizin gefragt. Innere Verletzungen, Knochenbrüche oder stark blutende Wunden müssen schulmedizinisch versorgt werden. Unfallfolgen, die das Leben des Unfallopfers nicht akut bedrohen, sind bei einem Notfall sekundär.

Schleudertrauma

Glücklicherweise führen die wenigsten Unfälle zu solchen schwerwiegenden Folgen; meist kommt man glimpflich davon, beispielsweise »nur« mit einem Schleudertrauma. Dabei wird der Kopf mit seinem relativ hohen Eigengewicht durch das abrupte Abbremsen oder Auffahren erst stark nach vorn und dann nach hinten geschleudert. Da dieser Vorgang schnell und unerwartet erfolgt und dabei hohe Beschleunigungskräfte auf den Kopf einwirken, kann die Hals- und Nackenmuskulatur diese plötzlichen Bewegungen nicht abbremsen. Die Beschleunigungskräfte treffen so mit voller Wucht auf Muskeln, Bänder, Halswirbel, Schluck- und Sprechapparat und schlimmstenfalls sogar auf das Rückenmark.

WISSEN

Weitere Auswirkungen eines Schleudertraumas

Betroffen sind aber nicht nur Kopf und Nackenmuskulatur, sondern auch Faszien, Muskeln und Bänder, die Teile des Atem- und Schluckmechanismus verantworten, da diese ihren Ursprung an der Schädelbasis haben. Ein Schleudertrauma kann daher auch Atmung und Schlucken beeinträchtigen. Sogar Speiseröhre, Magen und Herzbeutel sind manchmal betroffen, da Faszien sie mit der Schädelbasis verbinden, und Faszien leiten Spannungen gut weiter.

Diese Beispiele machen deutlich, welche weit reichenden Folgen ein Schleudertrauma haben kann. Zur Behandlung wird die Halswirbelsäule schulmedizinisch meist mit einer Halskrause ruhig gestellt. Andere Auswirkungen, wie etwa Schmerzen in Schulter und Armen, bleiben unberücksichtigt, wenn sie nicht offensichtlich sind.

Ein so genanntes unkompliziertes Schleudertrauma zeigt sich als Verstauchung der Halswirbelsäule durch Zerrung der Bänder. Die Halswirbelsäule verliert so ihre normale Stabilität. Die Hals- und Nackenmuskulatur gleicht diese verlorene Stabilität durch Anspannen aus. Sie kompensiert die verloren gegangene Funktion anderer Strukturen und übernimmt eine Aufgabe, für die sie eigentlich nicht zuständig ist. Ihre Funktion besteht nämlich in der feinen Steuerung der Bewegungen des Kopfes. Die neue Aufgabe überfordert die Muskulatur, Verspannung folgt der ständigen Anspannung. Die Durchblutung wird dabei reduziert und die Arbeit der Muskulatur zusätzlich beeinträchtigt. Schmerzen machen sich bemerkbar. Die verspannte Muskulatur beeinflusst auch alle anderen Strukturen, die durch diese Muskelzone ziehen, insbesondere die beiden Arterien, die von vegetativen Nervenfasern umwoben sind, aus der Halswirbelsäule kommen und in den Schädel hineinführen. Kopfschmerzen, Schwindel, Sehstörungen und Übelkeit können folgen.

Auch aus osteopathischer Sicht führt die zeitweilige Ruhestellung der Halswirbelsäule zu einer Entspannung der Nackenmuskulatur und einer Normalisierung der gezerrten Bänder. Soweit sie eingetreten waren, bleiben jedoch die Spannungen der Faszien, ihre Auswirkungen auf andere Körperregionen und die Beeinträchtigung der Atem- und Schluckmechanismen bestehen. Nach einer genauen Untersuchung von Halswirbelsäule und Kopfgelenken wird der Osteopath daher auch diese Bereiche überprüfen und gegebenenfalls behandeln.

Mögliche Folgen für Becken und Wirbelsäule

Die Beschleunigungskräfte eines Autounfalls beschränken sich nicht nur auf Kopf und Hals. Sie wirken auf den gesamten Körper ein. So bleibt es selten nur bei einem Schleudertrauma. Beim Aufprall wird der Fahrzeuginsasse meist aus seinem Sitz gehoben und recht heftig wieder zurückgeschleudert. Die Landung erfolgt oft asymmetrisch auf einem der beiden Sitzknochen. Das Becken kann sich dadurch in sich verschieben. Haltungsprobleme können die Folge sein, weil das Becken das Fundament für die Wirbelsäule bildet und die Verbindung zwischen Rumpf und Beinen herstellt. Auch die inneren Organe, die am Becken befestigt sind, können durch das verschobene Becken unter Zug geraten, ihre Bewegungsachsen können sich verändern und die Organe damit in ihrer Funktion beeinträchtigt werden.

Eine gleichmäßige »Landung« wirkt sich dagegen eher auf die Wirbelsäule aus. Durch die sitzende Haltung kommt die Abfederungsfunktion, die im doppelt-s-förmigen Aufbau der Wirbelsäule begründet ist und in der Senkrechten wirkt, nicht zur Entfaltung. Die Wirbelsäule kann daher über das Kreuzbein in ihrer vollen Länge gestaucht werden. Betroffen werden davon Wirbel, Bänder, Muskulatur und die spinale Dura mater. Ändert sich deren Zug, wirkt sich das bis in den Schädel hinein aus, mit möglichen Folgen für Hirnnerven und primäre Respirationsbewegung.

Wenn die inneren Organe betroffen sind

Schwerer wiegende Verletzungen, etwa der inneren Organe, müssen wie beschrieben erst schulmedizinisch behandelt werden. Sie entstehen meist durch den lebensrettenden Sicherheitsgurt, der die Beschleunigungsenergie direkt in den Körper überträgt.

Info

Gurtrisiken für Fahrer und Beifahrer

Beim Fahrer mit seinem von links oben nach rechts unten verlaufenden Gurt können unter anderem der linke obere Lungenlappen, die Verbindungen zwischen rechter Lunge und Leber und rechter Niere betroffen sein. Beim Beifahrer kann der Gurt vor allem den rechten oberen Lungenlappen und die Verbindung zwischen linker Lunge und Herz und Milz gefährden.

Auch wenn solche Verletzungen schulmedizinisch behandelt werden und vordergründig heilen, können funktionelle Störungen zurückbleiben, die beim Patienten Beschwerden verursachen. Verklebungen und Narben können die Bewegungsachsen der einzelnen Organe verändern und somit deren Funktion beeinträchtigen. So bildet beispielsweise die große aufsteigende Hohlvene, die zum Herzen führt, eine Bewegungsachse für die Leber. Ist die Leber aufgrund eines Unfalls geschädigt und verschiebt sich ihre Bewegungsachse, wirkt sich das auf die Hohlvene aus; der Rücktransport von sauerstoffarmem Blut zum Herzen wird erschwert.

Innere Organe können aufgrund eines Unfalls ihre Lage insgesamt verändern und so einen permanenten Zug entlang der sie umgebenden Gewebestrukturen ausüben. Die Niere etwa gleitet auf einem Hüftmuskel, der von der Lendenwirbelsäule durch das Becken hindurch bis zum Oberschenkelknochen führt. Dieser Hüftmuskel ist seinerseits Teil einer Muskelkette, die bis in den Fuß reicht. Eine in ihrer Lage veränderte Niere kann den Hüftmuskel so beeinflussen, dass sich Folgen bis zum Fuß hin bemerkbar machen können.

Nicht immer sind die Folgen offensichtlich

Inwieweit die beschriebenen Folgen bei einem Autounfall auch wirklich eintreten, hängt immer von den jeweiligen Umständen ab.

Info

Langfristige Auswirkungen eines Unfalls

Nicht immer müssen sich die Auswirkungen eines Unfalls gleich in Symptomen bemerkbar machen. Sehr oft kann der Körper kompensieren, geht ein Nackenweh nach einigen Tagen wieder vorbei. Trotzdem summieren sich diese Einflüsse und verringern insgesamt die Kompensationsfähigkeit des Organismus.

Kommt dann ein neues Trauma oder eine Krankheit hinzu, können plötzlich die Symptome des alten Unfalls auftreten, die mit dem neuen Einfluss in keinem direkten Zusammenhang stehen. Deshalb spielt bei einer osteopathischen Behandlung die Anamnese eine so entscheidende Rolle und deshalb wird ein Osteopath bei der Behandlung auch immer nach Unfällen jeglicher Art nachfragen.

Bewegungseinschränkungen und Verklebungen an Strukturen und Organen kann der Osteopath mit seinen manuellen Techniken weitestgehend lösen. Wenn ein Unfallpatient an Schmerzen leidet, wird der Osteopath erst einmal die Schmerzsymptomatik behandeln. Soweit innere Organe ihre Lage verändert haben, kann der Osteopath diese manuell meist an ihren ursprünglichen Ort zurückführen. Von besonderer Bedeutung sind die Faszien, deren Spannungen zu den Problemen hinführen, die sie auslösen. Hat der Osteopath die Probleme aufgespürt und behandelt, wird er auch die Faszien selbst behandeln.

Narben

Narben entstehen im Gefolge eines Heilungsprozesses, wenn die ursächliche Wunde zu Gewebsverlusten geführt hat. Faseriges Bindegewebe schließt zwar die Wunde, doch fehlt diesem zell- und gefäßarmen Gewebe die typische Oberflächenfelderung der Haut sowie Hautporen und Haare. Abhängig von der Wunde und dem Verlauf des Heilungsprozesses lassen sich verschiedene Narbenarten unterscheiden. So gibt es die typischen Operationsnarben als Folge eines glatten Hautschnitts, die Zipfelnarben bei Geschwüren oder die großflächigen Narben (etwa bei Verbrennungen), die auch als Brückennarben bezeichnet werden, wenn schmale Hautstränge über den Narbengrund führen. Wucherndes Narbengewebe bezeichnet man als Wulstnarbe oder Keloid.

WISSEN

Der umfassende Begriff der Narbe

Unabhängig von Form und Ort bewirken Narben meistens das Gleiche: Bewegungseinschränkung. Daher weitet die Osteopathie zu Recht den Begriff der Narbe auf alle Gewebsveränderungen aus, die am Ende eines Heilungsprozesses stehen und eine Bewegungseinschränkung zur Folge haben. Wohlgemerkt: Auch ein Schulmediziner wird solche Gewebsveränderungen als Narben bezeichnen, doch solange sie nicht als eindeutige Ursache von Beschwerden ausgemacht werden, finden sie schlicht und einfach keine Beachtung.

Innere Narben

In der Schulmedizin finden gewöhnlich nur die eben genannten Hautnarben Beachtung. Zwar entsteht auch eine Narbe, wenn etwa bei einem chirurgischen Eingriff ein inneres Organ genäht wird, doch ist der Schnitt erst einmal verheilt und haben sich die Fäden aufgelöst, ist auch die innere Narbe vergessen. Die zahlreichen Bindegewebsschichten und Faszien, die durchtrennt werden mussten, um das zu operierende Organ überhaupt zu erreichen, bleiben unberücksichtigt und werden nicht in jedem Fall wieder zusammengenäht. Für den Osteopathen sind aber auch diese Verletzungen und die daraus entstehenden Narben von großer Bedeutung.

Wenn Entzündungen zu Narben führen

Ein typisches Beispiel für eine weitere Form der Narbenbildung sind Verklebungen als Folge von Entzündungen. Letztere stellen Abwehrreaktionen des Organismus auf Fremdkörper, meist Bakterien, dar. Dringt der Fremdkörper an einer Stelle in den Organismus ein, reagiert der Körper, um eine Ausbreitung zu verhindern. Er versucht, den Eindringling unschädlich zu machen und den Schaden zu minimieren. Während des Entzündungsprozesses bildet sich an der betroffenen Stelle Eiweiß in Form von so genanntem Exsudat, Infiltrat oder Eiter. Eiweiß verfestigt sich, es wird fibrös (faserig) und klebt gut. Zwar wird es während der Heilung vom Körper meist wieder abgebaut, doch bleibt an der betroffenen Stelle eine Narbe zurück, ähnlich einem Blatt Papier, von dem man einen Tropfen Klebstoff nach Aushärtung wieder entfernen will.

Wenn die Entzündung unterschiedliche Strukturen betrifft, können so genannte Eiweißbrücken entstehen. Die angrenzenden Strukturen werden dann durch das klebende Eiweiß miteinander verbunden. Ihre ursprüngliche Beweglichkeit wird eingeschränkt. In bestimmten Fällen kann dies sogar von Vorteil sein, wenn beispielsweise lockere Bänder nach einer Verletzung narbig verheilen und so eine zusätzliche Stabilität erhalten. In der Regel verkleben jedoch Strukturen, die für eine »reibungslose« Funktion frei beweglich sein müssten. Das viszerale Gelenk (siehe S. 52) ist dann an der betroffenen Stelle eingeschränkt. Seine Bewegungsachsen sind verändert – unter Umständen so sehr, dass sie ihre Funktion gar nicht mehr erfüllen können.

Ein Osteopath kann Verklebungen mit seinen Händen aufspüren, indem er die Bewegungseinschränkungen palpiert (ertastet). Mit seinen manuellen Techniken kann er diese Verklebungen meist auch lösen, was manchmal sogar mit einem »Plop« hörbar wird und dem Patienten eventuell für einen Moment Schmerzen bereitet. Oft müssen diese Techniken mehrfach wiederholt oder über einen längeren Zeitraum angewendet werden.

Vernarbungen an Faszien

Einwirkende Kräfte, etwa die von Unfällen, können ihren Abdruck in der Faszie hinterlassen. Die Faszie muss dabei keineswegs einreißen. Trotzdem kommt es zu einer Verletzung, die ausheilt und eine Veränderung der Faserstruktur bewirkt. Die Faszie verdichtet sich an der betroffenen Stelle, sie vernarbt regelrecht. Dabei verhält sie sich ähnlich wie Hemd oder Bluse, die man an einer Stelle ein wenig zusammenzwirbelt. Es bilden sich Falten, Spannungszüge, die geradewegs auf die betroffene Stelle zulaufen. Ein Osteopath kann die verdichtete Stelle palpieren, wenn diese groß genug ist. Er kann sich aber auch entlang den Faszienspannungen direkt hinführen lassen, so wie wir den Falten im Hemd oder der Bluse folgen können. Die Vernarbung selbst wird er nicht rückgängig machen können. Sie bleibt bestehen wie ein Stoffflicken, aber die Spannung der Faszie lässt sich meist lösen.

An welchen Stellen Narben entstehen können

Narben im Sinne von Gewebsveränderungen im Gefolge eines Heilungsprozesses können überall am und im Körper auftreten. Unterleibsentzündungen bei Frauen können zu Verklebungen führen, die langwierige Beschwerden mit sich bringen. So kann nach einer Eierstockentzündung ein Teil des Dünndarms mit dem Eierstock verklebt sein – mit entsprechenden Folgen für Beweglichkeit und Funktion der Eierstöcke. Wohlgemerkt, eine Entzündung muss nicht immer auch zu einer Verklebung unterschiedlicher Strukturen führen. Wenn jedoch eine Verklebung auftritt, kann sie Funktionsstörungen bewirken, die sich als Beschwerden oder Schmerzen äußern.

Entzündungen des Dickdarms können ausgeprägte Verklebungen verursachen. Gerade im Endbereich des Dickdarms, dem Sigmoid, kann dies weit reichende Folgen haben. Dieser Bereich des Darms wird von einem Netz gehalten, das ihm die notwendige Beweglichkeit sichert, die er braucht, um sich den unterschiedlichen Füllungszuständen anzupassen. Dieses Netz hat Ausläufer zum linken Iliosakralgelenk und ist an der Bandscheibe zwischen dem vierten und fünften Lendenwirbel befestigt. Verklebungen des Dickdarms führen also nicht nur zu einer beeinträchtigten Funktion des Verdauungsorgans, sondern können auch Beschwerden im Becken und an der Wirbelsäule auslösen.

Verklebungen des Rippenfells nach einer Entzündung können sich auf Brustwirbel, Brustbein, Rippen, Lunge und Herz auswirken. Das Rippenfell besteht aus zwei Blättern, von denen eines den Brustkorb auskleidet und das andere die Lunge umhüllt. Beim Ein- und Ausatmen gleiten diese beiden Blätter aneinander entlang. Kommt es hier zu einer Verklebung, schränkt diese das Gleiten ein, mit entsprechenden Konsequenzen für die genannten Bereiche.

Die Blinddarmnarbe

Zu den wohl häufigsten Hautnarben zählt die Blinddarmnarbe, die entsteht, wenn der Wurmfortsatz am Blinddarm operativ entfernt wird. Der Wurmfortsatz – und nicht der Blinddarm – wird entfernt, wenn er akut entzündet ist. Die Entzündung kann durchaus auch den Blinddarm und das ihn tragende Netz betreffen. Dieses Netz ist ein Ausläufer des so genannten Gekröses, ein weiteres großes Gewebsnetz, das den Dünndarm umhüllt. Klingt die Entzündung wieder ab, können Narben zurückbleiben und Bewegungseinschränkungen verursachen. Auch der chirurgische Eingriff selbst hinterlässt Narben im Inneren des Körpers. Ob durch Entzündung oder Eingriff, auch diese Bewegungseinschränkungen können weit reichende Folgen haben. Das Gekröse setzt nämlich an der Lendenwirbelsäule an und hat Ausläufer zum rechten Iliosakralgelenk. Ähnlich wie die Verklebungen am Dickdarm können Blinddarmnarben zu Beschwerden an Wirbelsäule und Becken führen.

Diese Beispiele machen deutlich, wie sich Narben an einer Stelle des Organismus auf andere Körperregionen auswirken und Beschwerden verursachen können. Der Osteopath kennt diese Zusammenhänge. Daher wird er Hautnarben auf ihre Beweglichkeit hin untersuchen und Bewegungseinschränkungen – soweit möglich – lösen. Er wird nach inneren Narben suchen, indem er die Bewegungen innerer Organe ertastet und möglichen Faszienspannungen folgt. Wo immer möglich, wird er Verklebungen und Faszienspannung lösen, um die Beweglichkeit wiederherzustellen und den betroffenen Bereichen zu ihrer normalen und schmerzfreien Funktion zurückzuverhelfen.

Verdauungsprobleme

Mit »Verdauung« bezeichnen wir den Prozess der Umwandlung aufgenommener Nahrung in eine für den Organismus verwertbare Form. Zahlreiche Organe sind daran beteiligt und bilden gemeinsam den Verdauungstrakt. Probleme können in jedem einzelnen Abschnitt entlang des Verdauungstraktes entstehen.

Verdauungsprobleme können beim Zerkleinern im Mund beginnen und am Schließmuskel enden. Je näher eine Störung am Anfang des Verdauungstraktes liegt, desto zahlreicher können die Folgen für die restliche Verdauung sein.

Zu hastiges Essen, fette Speisen, Süßigkeiten oder eine ungenügende Kauleistung überfordern den Magen leicht, verlangen ihm mehr Arbeit ab, erhöhen seine Magensäureproduktion. Ständiges Sodbrennen kann die Folge sein. Wer mit dem Essen viel Luft verschluckt, neigt zu ständigem Aufstoßen oder zu Blähungen. Die genannten Beschwerden können aber auch ganz andere Ursachen haben. Der Verdauungstrakt ist ein anschauliches Beispiel für die notwendige ganzheitliche Betrachtung des menschlichen Körpers.

Der Magen

Die erste Station, in die die eingespeichelte Nahrung gelangt, ist der Magen. Er liegt direkt unterhalb des Zwerchfells, durch das die Speiseröhre führt.

Sodbrennen

Fehlt dem Zwerchfell etwa aufgrund von Verletzungen die notwendige Spannung (Bindegewebsschwäche) oder liegt gar ein altersbedingter Bruch vor, schließt es nicht mehr exakt um die Speiseröhre. Der Magen, der an der Speiseröhre »hängt«, kann dann teilweise in den Brustraum eindringen. Die Muskulatur, die den Magenmund verschließt, wird ungenügend unterstützt. Magensäure kann so relativ leicht in die Speiseröhre gelangen und die typischen brennenden Schmerzen verursachen. Auch der Druckunterschied zwischen Bauchhöhle und Brustraum kann bei Problemen des Zwerchfells dazu führen, dass der Magen durch den Druck in der Bauchhöhle in Richtung Brustkorb gedrängt wird. Schiebt der Magen das Zwerchfell hoch, kann sich das bis zum Herzen hin auswirken, das von seinem Platz verdrängt wird; so können Beschwerden entstehen (Roemheld-Syndrom).

Steht die Speiseröhre ständig unter Zug, was angeboren, aber auch berufsbedingt der Fall sein kann (Maler, Tapezierer, Balletttänzer), wird ein Teil des Magens langfristig regelrecht nach oben gezogen. Mit denselben Folgen: Der Magenmund schließt nicht richtig, und Magensäure tritt brennend in die Speiseröhre über.

WISSEN

Der Weg der Nahrung

Die Verdauung beginnt im Mund. Mit dem Abbeißen und Kauen wird Nahrung aufgenommen, eingespeichelt und schluckgerecht portioniert. Über die Speiseröhre gelangt die Nahrung in den Magen. Die Magensäure zersetzt die Nahrung, spaltet Eiweiß und Fette ab. Peristaltische Bewegungen – vom vegetativen Nervensystem gesteuert – vermengen das Gemisch. Der Nahrungsbrei fließt durch den Magenpförtner weiter in den Zwölffingerdarm, wo Gallenflüssigkeit aus der Leber und alkalische Wirkstoffe aus der Bauchspeicheldrüse zugesetzt werden. Eiweiße und Kohlenhydrate werden abgespalten, Fette in Glyzerin und Fettsäuren zerlegt und wasserlöslich gemacht. Im Dünndarm werden Aminosäuren, Fettsäuren, Salze, Spurenelemente, Vitamine und Zucker über die Dünndarmwand aufgenommen. Darmbakterien zersetzen die noch unverdauten Nahrungsbestandteile wie Zellulose und Eiweiß im Dickdarm. Dem Nahrungsbrei wird die Flüssigkeit entzogen. Er dickt ein und wird als Kot über den Mastdarm ausgeschieden.

Auch Nervosität und Stress können zu Sodbrennen und anderen Magenbeschwerden führen. Ein Hirnnerv (Nervus vagus) steuert über das vegetative Nervensystem die Funktion des Magens. Schwere Fehlfunktionen werden daher auch mit der chirurgischen Durchtrennung des Nervus vagus (Vagotomie) behandelt.

Verdauungsprobleme, die mit dem Magen zusammenhängen

Verliert der Magen aufgrund ständiger Überlastung oder altersbedingt seine Elastizität, schlafft sein Gewebe ab. Der Magen »hängt durch«, man spricht von einer Senkung (Ptose) des Magens. Dabei hebt sich vergleichsweise der Übergang (Magenpförtner) zum Zwölffingerdarm. In dem abgesenkten Magenbereich unterhalb des Magenausgangs kann sich mehr Nahrung ansammeln als üblich, die dann zunehmend übersäuert. Im weiteren Verlauf der Verdauung tötet dieser übersäuerte Nahrungsbrei die Darmbakterien im linken, absteigenden Darmtrakt ab. Es bilden sich Giftstoffe, die zur Produktion von Gasen führen. Blähungen sind die Folge.

Behandelt ein Osteopath Verdauungsprobleme, die mit dem Magen zusammenhängen, so wird er in seiner eigenen Befunderhebung das vegetative Nervensystem insgesamt und die sympathischen Nervenaustritte an der Brustwirbelsäule im Besonderen überprüfen. Der Osteopath kontrolliert die Austrittsstellen des Eingeweidenervs am Kopf, dessen Verlauf entlang der Speiseröhre bis hin zum Magen. Den Nerv selbst kann er nicht tasten, aber die ihn möglicherweise störenden

Strukturen. Stehen diese unter Spannung und verursachen sie dadurch eine Reizung des Nervs, kann er die Spannungen lösen.

Auch Zwerchfell und Speiseröhre lassen sich osteopathisch behandeln, vorhandene Spannungen kann man so abbauen oder regulieren und Senkungen teilweise wieder rückgängig machen. Zusätzlich wird der Osteopath Tipps für angemessene Ernährung und vernünftiges Essverhalten geben und auf Entspannungshaltungen hinweisen.

Zwölffingerdarm und Dünndarm

Vom Magen gelangt der Nahrungsbrei in den Zwölffingerdarm, in den – reguliert über Schließmuskeln – auch Galle und Bauchspeicheldrüse münden. Der Zwölffingerdarm sitzt tief im Bauch und lässt sich daher nur schwer abtasten. Für eine Befunderhebung wird vor allem die korrekte Funktion des Schließmuskels, der so genannte Oddi-Sphinkter, überprüft. Er gewährleistet, dass die für die Verdauung notwendigen Säfte von Galle und Bauchspeicheldrüse auch in den Verdauungstrakt gelangen.

Der lange Dünndarm wickelt sich mit seinen vielen Schlaufen um eine wichtige Baucharterie, die seine Bewegungsachse für die atmungsabhängige Mobilität darstellt. Steht der Dünndarm unter Spannung, etwa aufgrund von Narben oder

Verklebungen, kann die Arterie komprimiert werden, was zu einer Beeinträchtigung aller von ihr versorgten Organe führt. Ein überdeutlich spürbarer Puls auf dem Bauch weist auf die komprimierte Baucharterie hin.

WISSEN

Schließmuskeln und Verengungen

Der Oddi-Sphinkter ist einer von fünf Verengungen oder Schließmuskeln entlang des Verdauungstraktes. Ihnen gilt besonderes Augenmerk, da sie bei Verengung, Spasmus oder fehlerhaftem Schließen größten Einfluss auf die Verdauung haben. Eine weitere schließmuskelähnliche Verengung sitzt am Ende des Zwölffingerdarms; sie steuert bei normaler Funktion den Nahrungstransport in den Dünndarm.

Der Dünndarm wird von einem Gewebsnetz, dem so genannten Gekröse, umhüllt. Der Ansatz des Netzes, die Gekrösewurzel, verläuft vom zweiten Lendenwirbelknochen zum rechten Iliosakralgelenk. Spannungen des Dünndarms können sich auf das Gekröse übertragen, einen Zug auf seine beiden Enden ausüben und so Schmerzen verursachen.

Wenn ein Osteopath den Dünndarm untersucht, wird er dessen korrekte atemabhängige Bewegung überprüfen, nach möglichen Verklebungen mit anderen Organen wie Blase, Dickdarm oder Gebärmutter suchen und die Gesamtmobilität des Dünndarms analysieren. Stellt er Bewegungseinschränkungen fest, wird er diese – soweit möglich – osteopathisch behandeln.

Der Dickdarm

Der Dickdarm, in den der Nahrungsbrei schließlich gelangt, besteht aus fünf Abschnitten. Am wenig beweglichen, aufsteigenden rechten Ast sitzt der relativ bewegliche Blinddarm und – soweit noch vorhanden – der Wurmfortsatz. Verklebungen mit dem Dünndarm sind möglich.

Der folgende, quer verlaufende Teil weist dagegen eine hohe Beweglichkeit auf und neigt bei Problemen zu Spasmen (Verkrampfungen). Er führt nahe am Magen vorbei, sodass es im Gefolge einer Senkung zu einer Verklebung mit dem Magen kommen kann. Im absteigenden linken Teil des Dickdarms sitzen die meisten Darmbakterien, die an der Verdauung beteiligt sind. Stimmt das Milieu nicht, sterben die Bakterien ab, und es kommt zu den bereits erwähnten Beschwerden. Auch dieser Teil des Dickdarms kann mit dem Dünndarm verkleben.

Der vierte Abschnitt wird Sigmoid genannt und verläuft von der unteren linken Seite zur Bauchmitte hin. Ihm schließt sich der Mastdarm als fünfter Abschnitt an. Das auch relativ bewegliche Sigmoid wird von einem Netz gehalten, das an der Bandscheibe zwischen dem vierten und fünften Lendenwirbel ansetzt und dessen Ausläufer am linken Iliosakralgelenk befestigt sind. Für eine einwandfreie Funktion muss das Sigmoid entlang den Faszien, die auf der linken Innenseite des Beckens verlaufen, gut gleiten können.

Die einzelnen Dickdarmabschnitte können auch miteinander verkleben, weil die Übergänge, also die »Darmecken«, zwischen dem ersten und zweiten und dem zweiten und dritten Abschnitt dicht aneinander liegen. Diese Verklebungen können sich auf die Verdauung auswirken. Die Darmecken selbst werden von Bändern gehalten, die ihrerseits Kontakt zur Leber, zu beiden Nieren, der Milz und zum Zwerchfell haben. Spannungen können sich jeweils bis dorthin übertragen.

Sympathikus und Parasympathikus

Verdauungsprobleme können in jedem Organ entlang dem Verdauungstrakt ihre Ursache haben, genauso wie in den sie steuernden Mechanismen (Herzkreislauf, vegetatives und zentrales Nervensystem, primäre Respirationsbewegung). Vom analen Schließmuskel abgesehen, der meist willentlich kontrolliert wird, steuert überwiegend das vegetative Nervensystem die Verdauung. Zwei Nervensysteme stehen dabei im Vordergrund: der meist anregende Sympathikus und der hauptsächlich beruhigende Parasympathikus.

Wichtige Schaltzentren des Sympathikus liegen auf der Vorderseite der Brustwirbelsäule. Mehreren Wirbelsäulensegmenten sind einzelne Verdauungsorgane »zugeordnet«. Diese Zugehörigkeit kann der Osteopath bei einer Behandlung nutzen, indem er den Sympathikus hemmt, beruhigt oder ausgleicht und einzelne Organe über deren Segmentzugehörigkeit beeinflusst. Die neuronale Verbindung bezeichnet man als Reflexbogen. Er funktioniert auch umgekehrt. So wie ein beeinträchtigter Wirbel Einfluss auf ein Organ ausübt, kann ein beeinträchtigtes Organ Beschwerden an einem Wirbel verursachen. Nicht immer werden Beschwerden so ausgelöst, aber über den Reflexbogen kann die eine Seite des Bogens ein Problem auf der anderen Seite am »Köcheln« halten.

Der meist beruhigende Parasympathikus setzt sich aus dem paarigen Eingeweidenerv und dem Nervengeflecht auf Höhe des Kreuzbeines zusammen. Er kann vom Osteopathen über manuelle Techniken am Kopf (Eingeweidenerv) genauso wie am Kreuzbein beeinflusst werden. Der Parasympathikus fördert die Verdauung. Wenn der Osteopath mit einer Hand am Kreuzbein oder am Schädel arbeitet und mit der anderen an einem inneren Organ, kann sich diese Art von Stimulation über ein lautes »Blubbern« bemerkbar machen. Die Verdauung wird in dem betroffenen Bereich angeregt.

> **WISSEN**
>
> **Das Verdauungssystem: komplex, aber störanfällig**
>
> Im Verdauungssystem arbeiten zahlreiche unterschiedliche Strukturen miteinander. Wie bei einem Uhrwerk muss das Zusammenspiel stimmen. Sind Funktion oder Struktur an nur einer Stelle gestört und kann der Körper nicht mehr ausgleichen oder kompensieren, treten Beschwerden auf.

Der Osteopath kann Spannungen aufspüren und lösen, Verklebungen entdecken und oft beseitigen und beeinträchtigten Organen zu ihrer normalen Funktion zurückverhelfen. Er kann feststellen, ob die Ursachen von Verdauungsproblemen am Kopf liegen oder an der Wirbelsäule. Er kann Probleme als funktionelle Störungen ausfindig machen, bevor diese zu Symptomen führen. Mit seinem Wissen und seinen manuellen Techniken vermag der Osteopath dem Organismus so weit zu helfen, dass er sich selbst heilen kann oder dass eventuell notwendige Medikamente besser wirken können.

Hepatitis

Die Leber ist unsere größte Drüse und für den Stoffwechsel von zentraler Bedeutung. Über das den Darm umgebende Pfortadersystem nimmt sie mit dem venösen Blut die resorbierten Nahrungsstoffe aus dem Verdauungstrakt auf. Sie speichert und bildet teilweise Kohlenhydrate. Auch das Blut aus der Milz, das die Reststoffe abgebauter Blutkörperchen enthält, wird von ihr aufgenommen. Sie wandelt den roten Blutfarbstoff in Gallenfarbstoff um, den sie dann über die Galle in den Dünndarm ausscheidet. Die Leber entgiftet den menschlichen Organismus und filtert zusätzlich das Blut aus dem Bauchraum, bevor dieses in den Blutkreislauf des Körpers übertritt.

Info

Bei Hepatitis zum Arzt!

Um es ganz klar zu sagen: Ein Osteopath wird eine Hepatitis als solche weder behandeln noch heilen können. Diese schwere entzündliche Erkrankung gehört in die Obhut eines Arztes. Allerdings sind bei einer Hepatitis neben der erkrankten Leber meist noch andere Organe und Funktionen betroffen, und hier kann der Osteopath ansetzen.

Wie verläuft eine Hepatitis?

Entzündungen der Leber werden Hepatitis genannt und entstehen meist durch eine Virusinfektion. Je nach Virusart lassen sich dabei die Hepatitisformen A, B, C oder E unterscheiden. Die Hepatitiserreger A und E werden mit dem Stuhl ausgeschieden. Ansteckungsgefahr besteht unter unhygienischen Bedingungen (Schmierinfektionen), besonders wenn Trinkwasser und Nahrungsmittel mit Fäkalien verunreinigt sind. Hepatitis B und C werden hingegen über Blut oder Schleimhäute übertragen.

Die Erreger nisten sich in der Leber ein und befallen deren Zellen. Diese versagen, der Gallenfluss versiegt, die Galle staut sich an und der Gallenfarbstoff kann nicht mehr ausgeschieden werden. Es kommt zur typischen Gelbverfärbung des Augenweiß und zunehmend auch der Haut des Patienten, der Gelbsucht. Übelkeit, Müdigkeit, Muskel- und Gelenkschmerzen, Fieberschübe, Reizbarkeit und Depression sind meist die Folgen. Die Viren lassen sich nicht medikamentös bekämpfen, lediglich gegen Hepatitis B gibt es gegenwärtig eine Schutzimpfung. Die Behandlung besteht daher hauptsächlich in einer wochenlangen Bettruhe in Kombination mit einer geeigneten Diät. Alkohol und leberschädigende Medikamente müssen vermieden werden. Versagt die konservative Behandlung, muss eine Lebertransplantation in Betracht gezogen werden. In der überwiegenden Mehrzahl der Fälle heilt jedoch eine akute Hepatitis bei normalem Ablauf innerhalb von drei Monaten vollständig aus. Der Patient ist dann gegen eine weitere Infektion mit dem gleichen Erreger meist sein Leben lang immun.

Wie ein Osteopath bei Hepatitis helfen kann

Aus osteopathischer Sicht spielt neben der physiologischen Bedeutung der Leber auch ihre Größe und Lage eine entscheidende Rolle bei der Behandlung einer Hepatitis. Durch ihre Größe ist die Leber nämlich ein wichtiger Drehpunkt bei Bewegungen zwischen Brustkorb und Becken-Bewegungen, die eine entzündete Leber nur eingeschränkt zulassen wird, mit weit reichenden Folgen für andere Bereiche des Körpers.

Innerhalb des Rumpfes nimmt die Leber sowieso eine zentrale Position ein. So ist sie über Bänder mit dem Magen, dem Zwölffingerdarm, dem Dickdarm, der rechten Niere und dem Zwerchfell, unter dem sie sitzt, direkt verbunden. Über das Zwerchfell hat sie Kontakt zum rechten und teilweise auch zum linken Lungenflügel sowie zum Herzen. Eine weitere Verbindung zum Herzen besteht über die aufsteigende große Bauchader, die an der Rückseite der Leber vorbeizieht. Diese Bauchader stellt gleichzeitig eine Achse dar, um die sich die Leber beim Ein- und Ausatmen ständig bewegt. Die Folgen einer Lebererkrankung können also sehr weit reichend sein und müssen sich keineswegs auf eine beeinträchtigte Leber- und Gallenfunktion beschränken. Eine entzündete Leber kann die Beweglichkeit des Zwerchfells einschränken und sich so auf Lunge, Atmung und sogar Herz auswirken, das ja auf dem Zwerchfell sitzt.

Sehr oft führt eine Hepatitis zu Begleiterscheinungen wie einer Entzündung des Zwölffingerdarms oder einer Verstopfung des Dickdarms – aus Sicht des Osteopathen Kompensationsmechanismen, die von einer kranken Leber ausgelöst werden. Der Osteopath wird also im Rahmen seiner den Arzt begleitenden Behandlung die Beweglichkeit der Leber selbst und in ihrem Verhältnis zu den umgebenden Organen abschätzen und mit seinen manuellen Techniken eine Therapieform anwenden, die der betroffenen Region wieder zu ihrer eigenen Mobilität verhilft.

Info

Prävention von Leberproblemen

Gerade Leberprobleme kann der Osteopath sehr erfolgreich vorbeugend behandeln. Die Leber zeigt nämlich erst dann auffallende klinische Symptome, wenn sie bereits zu etwa zwei Dritteln geschädigt ist. Durch Untersuchungen ihrer Mobilität und Motilität kann der Osteopath hier schon viel früher Probleme erkennen und therapieren.

Rheumatismus

Rheumatismus bezeichnet Beschwerden, die meist den Bewegungsapparat betreffen und mit reißenden, fließenden oder ziehenden Schmerzen einhergehen. Unter dem Oberbegriff »Rheuma« wird so eine ganze Reihe unterschiedlicher Krankheiten zusammengefasst, zum Beispiel akuter Gelenkrheumatismus, chronische Polyarthritis, Morbus Bechterew oder Weichteilrheuma.

Mögliche Ursachen für Rheumatismus

Auch wenn die Ursachen der unterschiedlichen rheumatischen Erkrankungen nicht eindeutig feststehen, scheinen sie sich zu ähneln. Meist handelt es sich um überschießende Antigen-Antikörper-Reaktionen. Antigen bezeichnet dabei einen eindringenden, körperfremden Stoff, der von den körpereigenen Abwehrstoffen, den Antikörpern, bekämpft wird. Bei den meisten rheumatischen Erkrankungen ist das Antigen körpereigen, wird jedoch vom Organismus nicht als solches erkannt und bekämpft. Solche rheumatischen Erkrankungen zählen zu den Autoimmunkrankheiten.

Info

Sind rheumatische Erkrankungen erblich?

Rheumatische Erkrankungen sind keine Erbkrankheiten, doch scheint die Veranlagung dazu erblich zu sein. Meist beginnen rheumatische Erkrankungen schleichend und treten später in akuten Schüben mit symptomarmen, stabileren Phasen dazwischen auf. Oft führen sie zu einer schmerzhaften Versteifung der Gelenke und einer Veränderung der Gelenk- und Knochenstruktur.

Morbus Bechterew

Mit »Morbus Bechterew« bezeichnet man die zunehmende Versteifung der Wirbelsäule, bei der ein verändertes Knochenwachstum der einzelnen Wirbel beobachtet wird. Meist beginnt die Erkrankung mit entzündlichen Schüben im Iliosakralgelenk. Das Knochenwachstum kann auf die Nerven drücken, die aus den Zwischenwirbellöchern austreten, und dadurch Schmerzen verursachen. Betroffene neigen zu einem steifen, stark nach vorn gebeugten Oberkörper. Im weiteren Verlauf greift die Krankheit auch auf den Brustkorb, also Rippen und Brustbein, über, sowie auf die angrenzenden Gelenke des Schultergürtels, die Schultern und die Hüftgelenke.

Weichteilrheuma

Weichteilrheuma umfasst alle rheumatischen Erkrankungen, die nicht an den Gelenken und Knochen des Bewegungsapparats auftreten, wie etwa schmerzhafte Entzündungen der Sehnen, Schleimbeutel, des gelenkumgebenden Gewebes, der Muskeln und des Bindegewebes. Warum Weichteilrheuma entsteht, lässt sich kaum sagen; die für Rheuma typischen Befunde sind oft nicht aufzuspüren. Doch lässt sich häufig eine diffuse Entzündung des Bindegewebes feststellen, die sehr gut osteopathisch behandelt und behoben werden kann.

Chronische Polyarthritis

Zu den häufigsten rheumatischen Erkrankungen zählt die chronische Polyarthritis. Sie beginnt schleichend, meist in einem Alter zwischen 30 und 40 Jahren. Frauen sind etwa viermal so oft betroffen wie Männer. Durchblutungsstörungen und Steifigkeit nach dem Aufstehen zählen zu den typischen Merkmalen. Schließlich verdicken die Gelenke an Fingern und Zehen und versteifen zunehmend. Die Gelenke verändern ihre Struktur; im Gelenkbereich bildet sich zusätzliche Knochenmasse. Unter der Haut sind oft so genannte Rheumaknötchen zu spüren. Bei Kindern bricht die chronische Polyarthritis oft mit Fieber und Schwellungen von Leber, Milz und Lymphknoten aus.

Je nach Stadium und Schwere der chronischen Polyarthritis fallen ärztliche Diagnose und klinischer Befund unterschiedlich aus. Rheumafaktoren im Blut weisen auf eine länger andauernde Krankheit hin. Röntgenbilder können Veränderungen der Gelenk- und Knochenstruktur aufzeigen. Die Bewegungseinschränkungen des Patienten werden begutachtet, eine differenzierte Untersuchung der einzelnen Gelenke ist selten.

Info

Die medizinische Behandlung der Polyarthritis

Die ärztliche Behandlung hängt von Verlauf und Schwere der Krankheit ab. Entzündungshemmende Medikamente und Schmerzmittel werden typischerweise verschrieben, Krankengymnastik und orthopädische Hilfsmittel, wie Lagerungsschienen und Schuheinlagen, helfen bei Bewegungseinschränkungen. In schwerwiegenden Fällen kann operativ eingegriffen werden, um etwa die Haltung der Wirbelsäule zu korrigieren oder Gelenke zu ersetzen.

Osteopathie und Rheuma

Auch wenn sich Veränderungen der Gelenk- und Knochenstruktur nicht rückgängig machen lassen, kann der Osteopath helfen, die Beschwerden des Patienten zu lindern. Denn zu den wesentlichen Merkmalen einer chronischen Polyarthritis zählen die begleitenden Schmerzen, die zunehmend eingeschränkte Beweglichkeit und deren langfristige Auswirkung auf die Körperhaltung. Schmerzen, Beweglichkeit und Körperhaltung lassen sich osteopathisch meist sehr gut behandeln.

Info

Der osteopathische Ansatz

Ein Osteopath wird eine rheumatische Erkrankung wie die chronische Polyarthritis nicht direkt heilen können. Da aber das Immunsystem von der Krankheit betroffen ist, spielen Ernährung und Stoffwechsel für die Schwere und den Verlauf des Rheumas eine sehr wichtige Rolle. Deshalb wird der Osteopath mit seiner Behandlung dafür sorgen, dass alle für die Ernährung und den Stoffwechsel zuständigen Organe (Darmtrakt, Leber und Nieren) sowie das sie steuernde vegetative Nervensystem (Sympathikus und Parasympathikus) optimal arbeiten und beweglich sind.

Für den eigenen Befund greift der Osteopath dabei selbstverständlich auf die Diagnose und die klinischen Befunde des behandelnden Arztes zurück. Er selbst wird die Beweglichkeit aller betroffenen Bereiche untersuchen. Da die chronische Polyarthritis eine systemische Erkrankung ist und somit nahezu alle Strukturen befällt, wird er sich dabei nicht nur auf Knochen und Gelenke konzentrieren, sondern auch Muskulatur, Sehnen und Organe untersuchen. Besonderes Augenmerk gilt den Faszien, die den gesamten Körper durchziehen und Spannungen übertragen. Stellt der Osteopath Spannungen der Körperfaszien fest, so wird er deren Ursache erspüren und, soweit möglich, manuell lösen. Oft können dadurch die Schmerzen des Patienten deutlich vermindert werden.

Eine chronische Polyarthritis kann durchaus auch Wirbelsäule oder große Gelenke befallen. Die betroffenen Gelenke verformen sich, ihre Bewegungsachsen verändern sich und ihre Beweglichkeit schränkt sich ein – mit massiven Auswirkungen auf die Körperhaltung. Der Osteopath wird daher die Körperhaltung untersuchen und darauf achten, dass die so genannten Schlüsselwirbel (siehe S. 68) entsprechend der zentralen Schwerkraftlinie ausgerichtet sind.

Die die rheumatische Erkrankung begleitenden Schmerzen entstehen oft aufgrund der Nervenreizungen oder durch akute Entzündungsschübe in den befallenen Bereichen. Diese Reizungen haben meist irgendeinen Druck als Ursache. Der Druck kann durch eine fasziale Verspannung bedingt sein oder durch Bewegungseinschränkungen bzw. -veränderungen. Indem der Osteopath diese behandelt, befreit er den Patienten meist auch ein Stück weit von seinen Schmerzen.

Osteopathie als begleitende Therapieform

Wie mehrfach beschrieben, kann die Osteopathie die Schulmedizin nicht ersetzen, aber meist sinnvoll ergänzen. Oft mit bemerkenswerten Ergebnissen. Auch bei schwerwiegenden Erkrankungen oder bei Eingriffen, die ausschließlich der Schulmedizin vorbehalten sind, kann die Osteopathie als begleitende Therapieform dem Organismus wirksam helfen, schneller und, soweit möglich, beschwerdefrei zu heilen. Hierzu einige Beispiele:

Verhaltensstörungen bei Kindern

Aggressivität, Einnässen, Stottern, Schlafstörungen und Hyperaktivität zählen zu den verbreitetsten Formen von Verhaltensstörungen bei Kindern. Eine klare Abgrenzung, wann auffälliges Verhalten als regelrechte Störung gilt, lässt sich oft nur schwer ziehen. Soweit neurologische und strukturelle Ursachen ausgeschlossen werden können, sehen Schulmediziner die Gründe im psychischen Bereich. Die Behandlung erfolgt daher meist in Form einer Verhaltenstherapie oder Psychotherapie. Auch Medikamente werden manchmal zur Behandlung eingesetzt.

Info

Möglichkeiten osteopathischer Unterstützung

Die Ursachen von Verhaltensstörungen lassen sich osteopathisch nur selten aufspüren. Die Krankheitsgeschichte deutet manchmal auf Probleme während der Schwangerschaft, bei der Entbindung oder im Neugeborenenalter hin. Dafür findet der Osteopath bei Kindern mit Verhaltensstörungen oft deutliche Bewegungseinschränkungen im kraniosakralen Bereich, also in jener Einheit aus Wirbelsäule, Becken, Schädel, Hirnhaut (Dura mater) und allen dazu gehörenden Strukturen. Der Körper benötigt viel Kraft, um diese Bewegungseinschränkungen zu kompensieren. Ein Osteopath kann diese Bewegungseinschränkungen weitestgehend lösen. Damit setzt er auch die zuvor gebundenen Kräfte frei, die der Organismus nun einsetzen kann, um besser mit seinen Verhaltensstörungen zurechtzukommen.

Schutzimpfungen

Eine Vielzahl von Kinderkrankheiten werden in der Schulmedizin vorbeugend durch Schutzimpfungen behandelt. Dem Kind werden abgeschwächte oder tote Erreger gespritzt, damit der Organismus Antikörper bildet und so eine mögliche Ansteckung umgehend abwehren kann. Schulmediziner empfehlen Schutzimpfungen, denn sie kennen die möglichen Komplikationen und bleibenden Schäden, die Kinderkrankheiten auslösen können. In der Naturheilkunde werden Kinderkrankheiten dagegen als Begleitumstände einer normalen Entwicklung angesehen. Heilpraktiker verweisen auf die möglichen Folgen der Nebenwirkungen von Schutzimpfungen.

WISSEN

Die Stellung der Osteopathie zu Schutzimpfungen

Die Osteopathie spricht sich nicht pauschal für oder gegen Schutzimpfungen aus. Schutzimpfungen gelten als nicht zwingend notwendig, solange ein Kind vollkommen gesund ist. Denn dann ist der Organismus auch stark genug, um die Mehrzahl der Kinderkrankheiten folgenlos zu überwinden. Gesundheit bedeutet hier eine ausgewogene Ernährung, normal z. B. auf Erkältungen zu reagieren, sich insgesamt gesund zu entwickeln und keine Funktionsstörungen zu zeigen. Wenn ein Kind hingegen öfters »kränkelt«, dann ist eine Schutzimpfung eher zu empfehlen. Doch muss das Kind in der Lage sein, die Schutzimpfung zu verkraften, zum Zeitpunkt der Impfung also vollkommen gesund sein.

Der Osteopath kann vor einer Schutzimpfung nach Funktionsstörungen suchen, die die Gesundheit einschränken, und diese behandeln. Im Vordergrund stehen dabei die Organe, die von der jeweiligen Kinderkrankheit betroffen wären, sowie die Leber als Stoffwechselorgan, die Faszien als Speicher von Giften, die Niere als Ausscheidungsorgan und die Hirnhaut als zentrales Steuerungsorgan. Eine osteopathische Behandlung ist auch nach einer Schutzimpfung angezeigt, um dem Organismus gegebenenfalls zu helfen, den abgeschwächten Erreger besser zu vertragen.

Verzögerte Knochenheilung

Damit ein gebrochener Knochen folgenlos heilen kann, muss der Bruch eingerichtet, ruhig gestellt und leichtem Druck ausgesetzt werden. Für die Behandlung genügt meist das Anlegen eines Gips- oder Kunststoffverbandes. Bis die unterschiedlichen Knochengewebe verheilt sind, vergehen je nach Alter und Konstitution des Patienten bis zu zwölf Wochen. Ein Krankengymnast trainiert anschließend den Muskelaufbau und die Beweglichkeit der ruhig gestellten Gelenke.

In einigen Fällen kann sich die Heilung jedoch verzögern. Dann bildet sich zu wenig Kallus (neues Knochengewebe) oder dieser nur sehr langsam. Der Knochen wird nicht mehr richtig stabil, oder es entsteht ein Scheingelenk (Pseudarthrose); neues Knochengewebe überbrückt dann nicht den Bruch.

Bei einem Knochenbruch arbeitet ein Osteopath hauptsächlich mit den Faszien. Indem er diese behandelt, fördert er die Durchblutung des den Knochen umgebenden Gewebes bis hin zur Knochenhaut (Periost) und dem Knochen selbst. Mit seinen Techniken kann er sogar ein Stück weit die Richtung des neu wachsenden Gewebes vorgeben. Durch die Arbeit an den Faszien unterstützt er den Heilungsprozess und beugt einer verzögerten Knochenheilung vor.

Hörsturz und Tinnitus

Ein plötzlicher Hörverlust wird als Hörsturz bezeichnet. Als Ursache wird ein Infarkt des Ohres, also eine arterielle Unterversorgung des Innenohres angenommen. Aber auch Stress und virale Infektionen kommen als Auslöser in Frage. Oft wird der Hörsturz von Ohrgeräuschen begleitet. Diese Ohrgeräusche treten manchmal auch unabhängig von einem Hörsturz auf und werden Tinnitus genannt. Auch bei Tinnitus gilt eine mangelnde Blutversorgung als wahrscheinlichster Grund. Je schneller Hörsturz und Tinnitus behandelt werden, desto größer sind ihre Heilungschancen. Meist werden dazu Blut verdünnende Medikamente eingesetzt, um das Innenohr besser mit Blut zu versorgen. Stressabbau und Entspannungsmethoden beschleunigen oft den Heilungsprozess.

Auch für die Osteopathie gilt: Je eher sie in Absprache mit dem HNO-Arzt als begleitende Behandlung angewandt wird, desto besser sind ihre Aussichten auf Erfolg. Bei Tinnitus etwa schwinden nach einem halben Jahr die ansonsten guten Heilungschancen. Für die Behandlung von Hörsturz und Tinnitus untersucht und therapiert der Osteopath die Schädelbasis, durch die die arteriellen und venösen Blutleiter fließen. Damit verbessert er die Durchblutung im Kopf. Auch Schädelnähte und Hirnhaut werden behandelt, um eine bessere Beweglichkeit und somit eine bessere Durchblutung zu erzielen.

Schlaganfall

Als Schlaganfall wird das plötzliche Ausfallen von Hirnregionen bezeichnet, dessen Ursache zu 80 Prozent arterielle Verschlüsse sind, die zu mangelnder Durchblutung und Hirnerweichung führen (ischämischer Infarkt), oder – seltener – Gefäßrisse, die eine Hirnblutung verursachen. Die Behandlung des Schlaganfalls gehört in die Notfallmedizin. Je eher ein Schlaganfall erkannt wird und die meist medikamentöse Behandlung erfolgt, desto wirksamer lassen sich dessen Folgen therapieren. Krankengymnastik und Ergotherapie ergänzen die schulmedizinische Behandlung, um mögliche Lähmungen und Koordinationsstörungen zu therapieren. Sprach- und Sprechprobleme übernimmt ein Logopäde. Wahrnehmungs- und Verhaltensprobleme gehören in das Arbeitsfeld eines klinischen Psychologen.

Info

Osteopathische Hilfe für Schlaganfall-Patienten.

Auch die Osteopathie kann nach einem Schlaganfall gute Dienste leisten. Der Osteopath behandelt mit seinen manuellen Techniken dazu die Hirnhaut (Dura mater), die den venösen Blutleiter bildet. So unterstützt er beim ischämischen Infarkt die Durchblutung des Gehirns und bei einer Hirnblutung den venösen Abfluss aus dem Gehirn. Auch die osteopathische Behandlung der Schädelbasis und der oberen Kopfgelenke fördert den venösen Abfluss. Vor allem aber kann der Osteopath sehr gut mit Krankengymnasten, Ergotherapeuten, Logopäden und Psychologen zusammenarbeiten und Funktionsstörungen, die als Folge des Schlaganfalls auftreten, therapieren.

Herzinfarkt

Beim Herzinfarkt führt mangelnde Durchblutung, meist aufgrund eines verstopfenden Gerinnsels, zum örtlichen Absterben von Herzmuskulatur. Je nach Lage und Größe der zerstörten Muskulatur schwächt ein Infarkt die Leistung des gesamten Herzmuskels und kann schlimmstenfalls zum Herzstillstand führen. Ein akuter Herzinfarkt gehört deshalb in den Bereich der Notfallmedizin. Je schneller er behandelt wird, desto wahrscheinlicher öffnet sich das verstopfte Herzkranzgefäß wieder. Herzinfarkte werden meist mit Gefäß erweiternden und Blut verdünnenden Medikamenten behandelt. Alternativ können auch Katheter gelegt werden, die das betroffene Gefäß mechanisch weiten.

Ein möglicher Herzinfarkt kündigt sich manchmal durch wiederkehrende Herzschmerzen (Angina pectoris) an. Hier kann der Osteopath vorbeugend ansetzen: Mit seinen Techniken kann er indirekt den Herzbeutel (Perikard) behandeln. Der Herzbeutel, der dem Herzen als Gleitlager dient, sitzt, von der Lunge umgeben, im Mittelfellraum zwischen den Brustwirbeln und dem Brustbein, gemeinsam mit den großen Blutgefäßen, der Luft- und der Speiseröhre und dem Thymus. So steht der Herzbeutel in Verbindung mit den Brustwirbeln, dem Brustbein und dem Zwerchfell. Indem der Osteopath in diesen Bereichen die Beweglichkeit erhöht und damit die Durchblutung verbessert, ermöglicht er dem Herzen, besser zu funktionieren. So lässt sich einem Infarkt vorbeugen oder nach einem überstandenen Infarkt die eingeschränkte Herztätigkeit unterstützen.

Herzoperation

Bei bestimmten schwerwiegenden Erkrankungen kann eine Operation am freien Herzen lebensrettend sein. Dennoch stellt sie einen äußerst brachialen Eingriff in den Brustkorb dar. Um an das Herz zu gelangen, wird das Brustbein aufgesägt, der Brustkorb weit auseinander gedehnt und zahlreiche Faszien durchtrennt. Der Eingriff hinterlässt eine Vielzahl von Narben in den unterschiedlichsten Gewebeschichten. Diese Narben führen zu Bewegungseinschränkungen und Spannungen und können so die Funktion zahlreicher Strukturen beinträchtigen. Oft werden durch das Dehnen des Brustkorbs die Brustwirbelsäule und die dort ansetzenden

Rippengelenke in Mitleidenschaft gezogen, mit Auswirkungen auf wichtige vegetative Nerven (sympathische Ganglien), die vor den Rippengelenken liegen und den gesamten Körper, einschließlich des Herzens, mit sympathischen Reflexen versorgen.

WISSEN

Osteopathische Hilfe zum Abbau der Narkosemittel

Die Osteopathie zeigt sich hier als besonders wirksam, denn mit ihr können alle am Abbau der Medikamente beteiligten Organe manuell behandelt werden: die Leber als zentrales Stoffwechselorgan und die Niere als Ausscheidungsorgan. Störungen, die mit dem zentralen Nervensystem zusammenhängen, werden kranial, also am Schädel, behandelt, um dessen Durchblutung und damit die Hirnaktivität zu steigern.

Eine osteopathische Behandlung nach einer Herzoperation dient dazu, Bewegungseinschränkungen und Spannungen, vor allem im Bereich des Brustkorbs, zu lösen und insgesamt für eine ausreichende Beweglichkeit aller Strukturen zu sorgen. Selbstverständlich geht ein Osteopath dabei sehr behutsam vor und wendet indirekte Techniken an, mit denen er nur mit und nicht gegen das Gewebe arbeitet. Die Therapie erfolgt in Zusammenarbeit mit einem Krankengymnasten, der schwerpunktmäßig Brustkorb, Rippen, Wirbelsäule und Muskulatur behandelt.

Vollnarkose

Die meisten chirurgischen Eingriffe erfolgen unter Vollnarkose: Der Patient erhält eine Kombination unterschiedlicher Medikamente, die auf das zentrale Nervensystem einwirken und während der Operation Bewusstsein, Erinnerungsvermögen und Schmerzempfinden ausschalten. Nach einer Operation kann es zu narkosebedingten Beschwerden wie Übelkeit, Konzentrationsschwäche, schlechtes Erinnerungsvermögen, Müdigkeit und eingeschränkte Leistung der Sinnesorgane kommen. Oft sind diese Symptome nur von kurzer Dauer. Auch hängen sie sehr von der Konstitution des Patienten ab und von der Häufigkeit der durchgeführten Operationen. Narkosebedingte Beschwerden belegen aber immer, dass der Organismus die verabreichten Narkosemittel schlecht abbauen kann.

Parkinson

Zittern, verkrampfte Muskeln und verlangsamte Bewegungen sind die typischen Merkmale der Parkinson-Krankheit. Ursache hierfür ist die mangelnde Produktion von Dopamin im Gehirn, ein Botenstoff, den das zentrale Nervensystem für die Bewegungskontrolle benötigt. Warum plötzlich nicht genügend Dopamin hergestellt wird, lässt sich meist nicht feststellen. Parkinson, ursprünglich eine reine Alterskrankheit, befällt zunehmend auch Menschen mittleren Alters und ist nicht heilbar. Mit Medikamenten können aber ihre Symptome meist über viele Jahre hinweg wirksam behandelt werden. In Ausnahmefällen können auch Operationen am Gehirn Linderung verschaffen. Krankengymnasten behandeln gegebenenfalls Probleme an Gelenken und Muskeln, Ergotherapeuten übernehmen die Bewegungsschulung, Psychotherapeuten können bei Depressionen helfen.

Auch bei Parkinson kommt die Osteopathie nur als begleitende Therapieform in Frage. Die mangelhafte Dopaminproduktion ist letztlich Ausdruck einer Funktionsstörung im Gehirn. Indem der Osteopath Schädelbasis und Hirnhaut behandelt, kann er die Durchblutung verbessern, mögliche Spannungen lösen und so für ein besseres Funktionieren sorgen. Wie alle Arbeiten am Schädel führt der Osteopath die hierfür notwendigen Techniken sehr behutsam und feinfühlig aus. Zusätzlich kann er Krankengymnasten und Ergotherapeuten wirksam unterstützen und Bewegungsdefizite aller Strukturen im Körper behandeln. So setzt er Kompensationskräfte frei, die der erkrankte Organismus dringend braucht.

Wann Osteopathie helfen kann – und wann nicht

Die Osteopathie macht nicht bei der Behandlung von Symptomen Halt, sondern geht den Ursachen von Krankheiten auf den Grund. Ihr großer Vorzug liegt darin, dass sie schwerpunktmäßig funktionelle Störungen therapiert, bevor diese zu Krankheiten ausarten. Sie behandelt also im herkömmlichen Sinne vorbeugend.

Ihre Grenzen liegen dort, wo Beschwerden nicht organisch bedingt sind und wo die Selbstheilungskräfte nicht ausreichen, den Organismus wieder gesunden zu lassen.

Wann die Schulmedizin an Grenzen stößt

Die naturwissenschaftlich begründete Heilkunde, deren Weiterentwicklung wir heute als »Schulmedizin« bezeichnen, kann auf überwältigende Erfolge verweisen. Besonders in den letzten 200 Jahren gab es atemberaubende Fortschritte im Bereich der medizinischen Entdeckungen, der Erfindung von Medikamenten und Therapien und der Entwicklung diagnostischer Apparate. Da mag die Frage nach den Grenzen der Schulmedizin vor allem als eine Frage der Zeit erscheinen, wurde doch das, was gestern noch als unüberwindbar galt, heute schon längst überschritten.

Trotzdem gibt es sehr wohl Grenzen, und diese sind unterschiedlicher Natur. Wissenschaftlich gesehen scheint der Tod wohl die letzte Grenze darzustellen. Die Frage nach dem exakten Zeitpunkt des Todes wird zwar kontrovers diskutiert, doch stellt der Tod als Ende des Lebens auch das Ende aller schulmedizinischen Möglichkeiten dar. Spätestens hier muss die dem Heilen verpflichtete Schulmedizin – genau wie jede andere Art der Medizin – kapitulieren.

In der Schulmedizin existieren aber auch Grenzen immanenter Art, die also im Wesen der Schulmedizin ihre Begründung haben. Sie bilden die eigentlichen Grenzen – Grenzen im Sinne von Behinderungen, da sie eigentlich überwindbar wären.

Die exakte Wissenschaft und die Realität

Die Schulmedizin arbeitet wissenschaftlich und gründet sich auf die Naturwissenschaften Physik, Biologie und Chemie. Die Schulmedizin versteht sich als eine exakte Wissenschaft.

Ein Wesensmerkmal exakter Wissenschaften ist das Experiment, mit dem man eine Vermutung zu beweisen oder zu widerlegen versucht. Die Ergebnisse von Experimenten müssen außerdem reproduzierbar, also wiederholbar sein, sonst zählen sie nicht. Um Ergebnisse liefern zu können, die wissenschaftlichen Ansprüchen genügen, werden in der Schulmedizin Tests durchgeführt, etwa bei der Erprobung neuer Medikamente. Je mehr Versuche, desto besser, denn um so exakter und verlässlicher erscheint dann das wissenschaftliche Ergebnis.

WISSEN

Das Problem der Exaktheit in der Schulmedizin

Die Schulmedizin versteht sich als eine exakte Wissenschaft, doch diese Exaktheit existiert in der Realität von Körper und Krankheit nicht. Aber infolge der angenommenen Exaktheit gibt es in der Schulmedizin für jede diagnostizierte Krankheit ein normiertes Behandlungskonzept, das dem Patienten quasi übergestülpt wird. Der Patient hat sich dabei dem Konzept anzupassen und nicht das Konzept dem Patienten. Dass der Patient ein Individuum ist, das nicht immer der Norm entspricht, wird erst erkannt, wenn das Behandlungskonzept nicht greift oder sich unerwünschte Nebenwirkungen zeigen. Die Individualität des Menschen ist insofern der größte Feind exakter Wissenschaften.

Das Problem bei solchen Testreihen liegt darin, dass ein so gewonnenes Ergebnis immer einen statistischen Mittelwert darstellt. In der Realität kommt dieser Mittelwert jedoch selten vor. Er ist nämlich ein rechnerisches Produkt und entsteht aus der Summe zahlreicher realer Einzelwerte, die sich alle ein bisschen mehr oder ein bisschen weniger voneinander unterscheiden. In der Schulmedizin wird dieser statistische Mittelwert zur Norm erhoben. Ziel der Schulmedizin ist es, immer diesen Normwert zu erreichen. Individuelle Werte bilden kein Ziel, sondern finden sich, um beim Beispiel der neu erprobten Medikamente zu bleiben, lediglich als Hinweis auf dem Beipackzettel wieder: Das sind die Nebenwirkungen, die dann individuell und sehr real auftreten können.

Wenn Beschreiben zu »Zerlegen« führt

Die Schulmedizin arbeitet deskriptiv, beschreibt das, was sie vorfindet. Das setzt eine genaue Kenntnis und ein gutes Beobachtungsvermögen voraus. Der Weg der Beschreibung führt immer vom Gesamten zum Einzelnen, vom Einheitlichen zum Bruchstück. Der Patient wird dabei regelrecht »zerlegt«, vom ganzheitlichen Menschen zur einzelnen Krankheit. Hat der Allgemeinarzt noch den gesamten Patienten vor sich, sieht der Facharzt, an den der Patient überwiesen wurde, nur noch den ihn betreffenden Bereich. Das abschließende und so zwingend notwendige »Wiederzusammenlegen« findet kaum statt. Die Behandlung von fachübergreifenden Krankheiten – aus osteopathischer Sicht nahezu aller Krankheiten – fällt dann schwer. Zwar gibt es so genannte Konsiliardienste, bei denen sich Ärzte unterschiedlicher Fachrichtungen miteinander austauschen können, doch werden diese in der Praxis kaum genutzt.

Die Schranken der Nachweisbarkeit

In der Schulmedizin wird nur das beschrieben und behandelt, was auch wissenschaftlich belegbar ist. Sie arbeitet im klinisch nachweisbaren Bereich und beschäftigt sich vorwiegend mit der Struktur. Funktionelle Störungen, bei denen die Struktur noch intakt ist, können über Laborwerte oder klinische Apparate meist nicht erfasst werden. Ein Schulmediziner wird sie daher auch kaum behandeln können. Dabei führen – von Traumen abgesehen – funktionelle Störungen immer auch zu Schädigungen der Struktur. Erkennt der Schulmediziner eine Krankheit aber erst, wenn die Struktur geschädigt ist, kann er einen solchen Fall nicht vorbeugend behandeln.

Das Gesundheitswesen und der einzelne Patient

Es gibt schließlich auch Grenzen der Schulmedizin, die gesundheitspolitisch gesetzt sind. In Deutschland beispielsweise betrifft das den umstrittenen Abrechnungsmodus über den so genannten Einheitlichen Bewertungsmaßstab für kassenärztliche Leistungen (EBM). Demnach entspricht jede ärztliche Handlung einem festgelegten Punktewert, der einzelne Punkt wiederum einem bestimmten Geldbetrag. Die Honorierung des Kassenarztes erfolgt anhand der entsprechend seinen Leistungen summierten Punkte.

Diese Punkteregelung ist nicht immer auf den Patienten ausgerichtet. Notwendige Leistungen wie die Anleitung von Patient und Angehörigen, die Nachbetreuung, die Wundkontrolle oder die Vorbeugung von Thrombosen werden beispielsweise bei niedergelassenen Chirurgen nicht mehr vergütet. Im Klartext: Ein Kassenarzt, der solche notwendigen Leistungen für den Patienten erbringt, erhält hierfür kein Honorar. Andere Leistungen werden dagegen in Form so genannter Ordinationsgebühren zu einem sehr geringen Honorarsatz pauschal abgegolten. Der individuelle Einzelfall bleibt dabei unberücksichtigt.

Trotz aller bahnbrechenden Erfolge gibt es also in der Schulmedizin durchaus Grenzen wissenschaftlicher und immanenter Art. Die sich aus der Schulmedizin entwickelte Osteopathie kann in Zusammenarbeit mit ihr helfen, die eine oder andere Grenze ein wenig zu verschieben.

Die Möglichkeiten der Osteopathie

Es war ein Arzt, der die Osteopathie entdeckt hat. Andrew Taylor Still entwickelte das Konzept der Osteopathie und ihre ersten Techniken vor über 120 Jahren. Die Grenzen, die ihm die damalige Schulmedizin gesetzt hatte, waren ihm zu eng geworden. Zehn Jahre dauerte Stills Suche nach einer neuen Medizin.

Medizin ohne Technik und Medikamente

Hilflos hatte Still mit ansehen müssen, wie drei seiner Kinder an Rückenmarkshautentzündung starben. Machtlos waren seine Medikamente, gescheitert war er mit seinem bisherigen Verständnis von Medizin als Heilkunde. Aus dieser Verzweiflung heraus entstand die Osteopathie. Andrew Taylor Still war der Überzeugung, dass die Behandlung von Symptomen mit Medikamenten, deren Nebeneffekte oft gefährlicher waren als die Krankheit selbst, nicht alles sein konnte. Er suchte nach einem neuen Zugang, nach einem neuen Verständnis von Gesundheit, von Krankheit, vom menschlichen Körper und von dem, was Medizin sein sollte.

Seit Stills Zeit hat sich die Osteopathie rasant weiterentwickelt. Die Manualtherapie und die zeitgleich mit der Osteopathie entstandene Chiropraktik haben sich mittlerweile als eigenständige Therapieformen etabliert. William Garner Sutherland erweiterte die Osteopathie um den kraniosakralen Bereich. Brandt, Stapfer, Glenard, Weihschenk und Barral ergänzten die Osteopathie um den viszeralen Bereich. Seitdem werden auch die inneren Organe osteopathisch behandelt.

WISSEN

Eine Medizin, die Leben als Bewegung definiert

So entstand die Osteopathie als eine neue Medizin, die nicht eigenständig heilen kann, sondern sich bewusst darauf beschränkt, die Selbstheilungskräfte zu aktivieren. Eine neue Medizin, die Leben als Bewegung definiert, in der die Struktur die Funktion bestimmt, in der die korrekte Versorgung der Struktur lebensnotwendig ist und in der vor allem der menschliche Körper als eine funktionierende Einheit anerkannt wird.

Ganzheitlichkeit und individuelle Behandlung

Es liegt in der Natur der Osteopathie, in ihrem ganzheitlichen Ansatz, dass sie im Laufe ihrer Geschichte um diese wesentlichen Teilbereiche erweitert wurde. Ihr Verständnis vom Körper als funktionierender Einheit und vom Menschen als einzelnem Individuum zeigt die zusätzlichen Möglichkeiten der Osteopathie gegenüber der Schulmedizin auf. Während der Arzt den Patienten in Fachbereiche »zerlegt«, setzt der Osteopath einzelne Beschwerden wieder zu einem Gesamtbild zusammen. Während sonst allein die Krankheit behandelt wird, behandelt der Osteopath den gesamten Patienten. Während der Patient sich sonst dem Behandlungskonzept des Arztes anzupassen hat, wird das osteopathische Behandlungskonzept individuell auf den Patienten abgestimmt. Statt vermeintliche Heilung zu verkünden, gesteht sich die Osteopathie ein, nicht eigenständig heilen zu können.

Der Osteopath ist sich bewusst, dass sich der Organismus nur selbst heilen kann, und er unternimmt alles, um den Organismus in die Lage zu versetzen, dies auch zu tun. Der Osteopath sucht die Kooperation mit den Selbstheilungskräften des Körpers und macht diese Zusammenarbeit zu einem seiner wichtigsten Prinzipien. Wohlgemerkt, auch ein Schulmediziner, der beispielsweise eine Wunde säubert, desinfiziert und verbindet, tut nichts anderes. Auch er schafft letztlich nur die Voraussetzungen, damit sich der Körper selbst heilen kann. Doch manchmal ist sein Selbstverständnis ein anderes, und es mangelt ein wenig an Bescheidenheit.

Vorbeugende Behandlung

Das Betätigungsfeld des Osteopathen zeigt gegenüber der Schulmedizin weitere Möglichkeiten auf. Es unterscheidet sich nämlich von dem des Schulmediziners in einigen wichtigen Bereichen. Das hängt mit dem osteopathischen Verständnis von Krankheitsprozessen zusammen sowie mit einer unterschiedlichen Gewichtung anatomischer und physiologischer Zusammenhänge.

Aus osteopathischer Sicht entstehen Krankheiten aus dem Unvermögen des Körpers, bestimmte äußere und innere Einflüsse korrigieren zu können. Solange diese Einflüsse nicht traumatischer Natur sind, also gleich die Struktur verletzen, beeinflussen sie erst einmal die Funktion. Kann der Körper diese Einflüsse nicht ausgleichen, entsteht eine funktionelle Störung als osteopathische Verletzung. Erst wenn diese funktionelle Störung die Struktur beeinflusst, bricht die Krankheit aus, zeigen sich klinische Symptome.

WISSEN

Vorteile der Osteopathie

Der große Vorteil der Osteopathie besteht darin, dass sie erfolgreich funktionelle Störungen behandeln kann, während der Schulmediziner schwerpunktmäßig strukturelle Störungen therapiert. Aus schulmedizinischer Sicht arbeitet der Osteopath also vorbeugend, da er bereits Krankheiten behandelt, die der Schulmediziner noch gar nicht erfasst hat, weil diese noch keine klinischen Symptome zeigen.

Der sanfte Einsatz der Hände

Dabei ist für den Osteopathen die genaue Kenntnis der menschlichen Anatomie und Physiologie zwingend. Nur so kann er Zusammenhänge erkennen, feststellen, dass Beschwerden in einer Körperregion ihre Ursache an ganz anderen Stellen haben. Hierzu bedient sich der Osteopath vorwiegend zweier »Mitteilungsorgane«, die er mit seinen Händen »liest«. Es sind dies die bereits erwähnte primäre Respirationsbewegung und vor allem die den gesamten Körper durchziehenden Faszien. In der Schulmedizin wird die Existenz der primären Respirationsbewegung verneint, und die Faszien spielen bei ihr nur eine untergeordnete Rolle.

Osteopathen haben ihre Hände im Laufe ihrer langjährigen Ausbildung zu hochsensiblen Instrumenten ausgebildet – ganz im Gegensatz zu Schulmedizinern, die zunehmend technischen Instrumenten und Apparaten vertrauen und sich so von ihrem ursprünglichen Verständnis von ärztlicher Kunst immer weiter entfernen. Mittlerweile ist der Begriff »Kunst« in der Medizin sogar negativ besetzt: Nur die berüchtigten »Kunstfehler« weisen darauf hin, dass die Medizin vor allem eine ärztliche Kunst ist bzw. sein sollte.

Die Palpation zu erlernen heißt, den Tastsinn zu schärfen und ein Gespür für Tiefe und Räumlichkeit zu entwickeln, also auch für Vorgänge, die sich im Körperinneren abspielen. Mit dieser neu erlernten Sensibilität wachsen gleichzeitig Empfindung und Intuition – wesentliche Voraussetzungen für die notwendige Fähigkeit des Osteopathen, sich selbst während der Behandlung zurückzunehmen und den Patienten als Individuum wahrnehmen zu können.

WISSEN

Die Kunst der Osteopathie

Die Osteopathie versteht sich als Kunst in dem Sinne, dass sie von Menschen für Menschen praktiziert wird und vorwiegend die geschulte Kunstfertigkeit der Hände nutzt. Ähnlich einem Pianisten, einem Bildhauer oder Maler benötigt der Osteopath jahrelange Übung, bis er seine Kunst, mit den Händen zu helfen, beherrscht. Mit dem Einsatz der Hände verliert die Osteopathie aber keineswegs ihren wissenschaftlichen Anspruch, zeigen doch ihre Heilungserfolge, wie sich erlernte Kunstfertigkeit und Wissenschaft zu einer neuen Medizin sinnvoll ergänzen. Neben dem ganzheitlichen Ansatz der Osteopathie, ihrem Verständnis vom Ablauf von Krankheiten und ihrer anderen Gewichtung anatomischer und physiologischer Gegebenheiten bietet vor allem die Nutzung der Hände zur Befunderhebung und Therapie eine zusätzliche, wesentliche Chance gegenüber der Schulmedizin.

Die Osteopathie bietet also durchaus zusätzliche Möglichkeiten gegenüber der Schulmedizin, weil sie von einem Schulmediziner entdeckt und entwickelt wurde, weil sie die schulmedizinischen Fächer Anatomie und Physiologie zu ihren Grundlagen zählt und weil ein guter Osteopath immer die Zusammenarbeit mit der Schulmedizin suchen wird.

Der Osteopath braucht die schulmedizinische Diagnose und ihre klinischen Befunde für sein individuell abgestimmtes Therapiekonzept. Dabei geht es nicht um Schulmedizin contra Osteopathie, sondern ausschließlich um das Wohl des Patienten.

Warum die Osteopathie nicht immer helfen kann

Der Vorzug der Osteopathie liegt darin, dass sie funktionelle Störungen, die noch keine klinischen Symptome hervorgerufen haben, frühzeitig erkennen und behandeln kann. Strukturelle Schäden werden in der Regel schulmedizinisch behandelt, doch kann der Osteopath die sie häufig auslösenden funktionellen Störungen entdecken und therapieren. Nicht selten führen strukturelle Schäden zu Kompensationen an anderer Stelle. Auch hier kann der Osteopath die damit einhergehenden funktionellen Störungen erfolgreich behandeln.

Trotzdem – die Osteopathie ist kein Allheilmittel. Die genannten Indikationen aus dem Kapitel »Wo Osteopathie hilfreich sein kann« haben die Möglichkeiten der Osteopathie klar aufgezeigt. Einige Beschwerden lassen sich osteopathisch gut therapieren, bei anderen empfiehlt sich die Osteopathie nur als begleitende Behandlung.

WISSEN

Die Grenzen der Osteopathie

Die Osteopathie hat dort ihre Grenzen, wo die Selbstheilungskräfte des Körpers nicht ausreichen, den Organismus gesunden zu lassen. Schwere und akute Krankheiten können begleitend behandelt werden, sie gehören aber in die Obhut eines Schulmediziners.

Die Grenzen der Osteopathie liegen auch dort, wo Beschwerden nicht organisch bedingt sind.

Seelische Erkrankungen und psychische Probleme gehören nicht in die Hand eines Osteopathen, obwohl sich der sanfte Hautkontakt psychisch durchaus positiv auswirken kann.

Die Osteopathie ist auch keine Notfallmedizin, die bei Herzinfarkt oder ähnlich bedrohlichen Situationen lebensrettend eingreifen kann.

Fraglich sind die Erfolge einer osteopathischen Behandlung zudem bei Schäden im neuronalen Bereich. Hier empfiehlt sich nach heutigem Erkenntnisstand die Osteopathie allenfalls als begleitende Therapie.

Verletzungen, Wunden, Brüche, Verbrennungen, also traumatisch bedingte strukturelle Schäden, müssen erst einmal schulmedizinisch behandelt werden. Da sie aber immer mit funktionellen Störungen einhergehen, kann der Osteopath diese Störungen begleitend behandeln. Dadurch kann eine Heilung der strukturellen Schäden beschleunigt werden – sofern eine Heilung überhaupt möglich ist.

In welchen Fällen nicht osteopathisch behandelt werden sollte (Gegenanzeigen)

Infektionen, etwa bakteriell bedingte Entzündungen von Organen, sollten nicht osteopathisch behandelt werden. Bei der Manipulation besteht sonst das konkrete Risiko einer Verbreitung der Infektion.

Fremdkörper können bei einer osteopathischen Behandlung zur Gefahr werden und unter Umständen innere Verletzungen nach sich ziehen. Dies gilt beispielsweise für Manipulationen der Gebärmutter, wenn die Frau eine Spirale trägt. Auch Ablagerungen im Körper, wie Thrombosen, Gallen- oder Nierensteine, können bei einer Manipulation zu »wandern« beginnen, Schmerzen hervorrufen und zu einer Gefahr werden.

Die Beispiele zeigen, wie wichtig eine ausführliche Anamnese vor einer osteopathischen Behandlung ist, und dass ein Osteopath für die eigene Befunderhebung und spätere Behandlung oft auf die klinische Diagnostik (Röntgenbilder,

Computertomografie u. ä.) der Schulmedizin angewiesen ist. Anamnese und klinische Diagnostik helfen ihm, seine Möglichkeiten als behandelnder Osteopath abzuschätzen, um den Patienten gegebenenfalls zu einem Facharzt oder Therapeuten weiterzuschicken.

4

Nützliche Hinweise

Weiterführende Informationen und Adressen

Die Osteopathie ist eine im deutschsprachigen Raum noch relativ junge Medizin. Sie steht nicht im Gegensatz zur Schulmedizin, sondern ergänzt sie vielmehr. Doch wie steht die Schulmedizin zur Osteopathie, und was sagen die Krankenkassen?

Die gegenwärtig noch offene Rechtslage hat zu unterschiedlichen Entwicklungen geführt. Wer darf überhaupt osteopathisch behandeln? Über welche Ausbildung sollte ein guter Osteopath verfügen, und was darf eine Behandlung kosten? Wo gibt es Adressen von qualifizierten, langjährig und ganzheitlich ausgebildeten Osteopathen?

Nicht ganz einfach: die Rechtslage

In den USA, dem Ursprungsland der Osteopathie, ist der Beruf des Osteopathen gesetzlich anerkannt und geschützt. Osteopathen sind Mediziner, können also Diagnosen erstellen und invasiv behandeln. Studenten haben die Wahl, können nach der Highschool entweder den Doktor der Medizin erlangen (M. D.) oder ihr Studium an einem der 20 Colleges, die vom osteopathischen Berufsverband (AOA) anerkannt sind, mit einem Doktor der Osteopathie (D. O.) abschließen.

Bei uns in Europa ist bisher England das einzige Land, in dem es den eigenständigen Beruf »Osteopath« gibt. Der Beruf des Osteopathen ist hier seit 1993 gesetzlich geregelt. Praktizierende Osteopathen sind beim General Osteopathic Council registriert und beruflich den Ärzten und Zahnärzten als Träger der öffentlichen Gesundheitsvorsorge gleichgestellt.

In Deutschland gibt es zurzeit noch keinen eigenständigen Beruf »Osteopath«. Die osteopathische Ausbildung ist gesetzlich nicht geregelt und der Begriff »Osteopath« nicht geschützt. Das hat zu unterschiedlichen Entwicklungen und Ausbildungsformen geführt.

WISSEN

Der Verband der Osteopathen Deutschland

Die Qualitätssicherung der ausbildenden Schulen wird u.a. durch den 1994 gegründeten Verband der Osteopathen Deutschland e.V. (VOD) und der Akademie für Osteopathie (AFO) gewährleistet. Das Ausbildungsangebot dieser Schulen richtet sich ausschließlich an Ärzte, Heilpraktiker und Physiotherapeuten. Die osteopathische Medizin wird in Form einer mindestens fünfjährigen ganzheitlich ausgerichteten Fortbildung unterrichtet, die 1300 Unterrichtseinheiten umfasst. Diese Art der Ausbildung entspricht den Normen der Europäischen Föderation der Osteopathen (European Federation of Osteopaths, EFO). Die Schüler schließen ihre Fortbildung mit einer theoretischen und praktischen Prüfung sowie einer schriftlichen Abschlussarbeit ab. Osteopathen, die zusätzlich eine wissenschaftliche Arbeit anfertigen, erlangen als Auszeichnung die geschützte Marke D.O. vom VOD und können Mitglied im Register der Osteopathen werden.

Die unterschiedlichen Ausbildungsformen

Seit Ende der achtziger Jahre haben sich in Deutschland verschiedene Schulen gegründet, die Osteopathie entweder berufsbegleitend oder als Vollzeitausbildung lehren. Die Dozenten sind meist Osteopathen aus den USA, Kanada, Belgien, England, den Niederlanden oder Frankreich.

Auch Ärzteverbände und Heilpraktikerverbände bilden ihre Mitglieder osteopathisch weiter. So hat sich beispielsweise 1996 die Deutsche Gesellschaft für osteopathische Medizin e. V. (DGOM) gegründet, die Manualmediziner mit etwa 390 Unterrichtsstunden in osteopathischer Medizin weiterbildet.

Osteopathie wird leider auch in Form von Seminaren und Wochenendkursen unterrichtet. Die Kürze der Ausbildungszeit reicht natürlich bei weitem nicht aus, um aus einem Kursteilnehmer einen kompetenten Osteopathen zu machen.

In Deutschland praktizieren schließlich auch Osteopathen, die ihre Ausbildung im Ausland absolviert haben. Obwohl diese nicht zwingend Mitglieder des VOD, der DGOM oder anderer Verbände sein müssen, können sie gleichwohl über eine fundierte osteopathische Ausbildung verfügen. Dies gilt etwa für eine Ausbildung, die in den USA, Kanada, Frankreich, Belgien, Holland und England absolviert wurde. Auch in Österreich und der Schweiz werden Therapeuten und Ärzte zu Osteopathen ausgebildet.

Rechtliche Unterschiede zwischen Ärzten und Therapeuten

In Deutschland dürfen nur approbierte Ärzte und Heilpraktiker mit behördlicher Genehmigung Medizin im Sinne von

Heilkunde ausüben. Nur ihnen ist es gestattet, beispielsweise Diagnosen zu erstellen. Therapeuten ist dies verwehrt. Sie dürfen nur auf Indikation eines Arztes hin therapieren, arbeiten auf Rezept und erheben Befunde. Körperhöhlen dürfen sie, rechtlich gesehen, nicht behandeln. Doch versteht sich die Osteopathie als eine ganzheitliche Medizin, die sich aus Diagnose und Therapie zusammensetzt. Sie unterscheidet nicht zwischen Körperregionen, die behandelt werden dürfen, und anderen, deren Behandlung rechtlich eingeschränkt ist. Abhängig vom Befund und dem individuellen Behandlungskonzept können daher Techniken angezeigt sein, die der Osteopath in der Mundhöhle oder in den Körperöffnungen am Unterleib des Patienten ausführt. Auch diese Techniken lernt der Osteopath im Rahmen seiner langjährigen Ausbildung. Rechtlich gesehen bestimmt also die vorangegangene Berufsausbildung des osteopathisch Behandelnden, ob er Osteopathie in vollem Umfang praktizieren darf oder nicht. Ärzte und Heilpraktiker unterliegen hier keinen rechtlichen Einschränkungen.

Wie beurteilt die Schulmedizin die Osteopathie?

Der Begriff »Osteopathie« ist in der Schulmedizin durchaus bekannt – als Knochenkrankheit oder Knochenleiden, wie man das zusammengesetzte Wort auch übersetzen kann.

Der missverständliche Name erleichtert nicht gerade den Stand der Osteopathie in der Medizin. Bereits der Begründer Andrew Taylor Still erkannte das Problem und rechtfertigte sich, indem er schrieb: »Ich dachte an den Knochen als Ausgangspunkt pathologischer Syndrome, und daraus entstand dann die Verbindung von ›osteon‹ und ›pathos‹ als Osteopathie.«

Der Begriff hat sich trotzdem durchgesetzt. Allein in den USA praktizieren über 54 000 Ärzte als Doktoren der Osteopathie diese Form der Medizin. Jeder zwanzigste Arzt arbeitet dort als Osteopath, in den amerikanischen Streitkräften ist es gar jeder zehnte. Die Osteopathie ist im heilkundlichen Bereich ein Zweig mit sehr großen Zuwachsraten.

Wie jede neue Behandlungsform beurteilt die Schulmedizin auch die Osteopathie nach drei wesentlichen Kriterien, nämlich Wissenschaftlichkeit, Wirksamkeit und Wirtschaftlichkeit.

Die Wissenschaftlichkeit

In Europa wird auf osteopathischem Gebiet viel geforscht. Die Ergebnisse dieser wissenschaftlichen Arbeiten erscheinen teils als Fachpublikationen oder fließen direkt in den Unterrichtsstoff der einzelnen Schulen ein. Da die Osteopathie auf den Grundlagenfächern Anatomie und Physiologie aufbaut, gibt es trotz unterschiedlicher Gewichtung einzelner Strukturen in weiten Bereichen eine große Übereinstimmung mit der Schulmedizin.

Allerdings arbeitet die Osteopathie auch mit Konzepten, die wissenschaftlich (noch) nicht belegt sind. Hier bietet sie der Schulmedizin ihre größten Angriffsflächen. So kennt die Schulmedizin zwar die rhythmische Neubildung der Gehirn-Rückenmark-Flüssigkeit in den Hirnkammern, sie bestreitet aber die Existenz der primären Respirationsbewegung in Form einer am gesamten Körper zu spürenden, feinen pulsierenden Bewegung. Auch gelten in der Schulmedizin die einzelnen Nähte am Schädel als verknöchert, sodass diese keine Bewegung zulassen können. Behandlungen des Schädels, bei denen komprimierte Nähte oder verschobene Schädelknochen mit sanften Techniken freigesetzt werden, betrachten Schulmediziner daher mit größter Skepsis. Selbst die Palpation, besonders der inneren Organe, ist für manchen Schulmediziner schwer nachzuvollziehen.

Die Wirksamkeit

Soweit die Osteopathie als vorbeugende Medizin angewandt wird, lässt sich deren Wirksamkeit nur schwer messen. Denn Behandlungserfolge funktioneller Störungen, die sich in Unwohlsein äußern und noch keine klinischen Werte zeigen, sind leicht anzufechten. Anders bei der Behandlung von Beschwerden und deren Symptomen. Den wissenschaftlichen Wirksamkeitsnachweis erbringt hier Jahr für Jahr eine stetig wachsende Zahl an osteopathischen Abschluss- und Forschungsarbeiten, in denen meist die Therapieerfolge osteopathisch behandelter Patienten mit Kontrollgruppen verglichen werden, die schulmedizinisch behandelt wurden.

Den besten Beleg für die Wirksamkeit liefern schließlich die osteopathischen Praxen und deren zufriedene Patienten. Die steigende Zahl an Medizinern, die aufgrund guter Erfahrungen mit qualifizierten Osteopathen zusammenarbeiten und diesen ihre Patienten schicken, spricht eindeutig für die Wirksamkeit osteopathischer Behandlungsmethoden.

Die Wirtschaftlichkeit

Ein weiteres Entscheidungskriterium für die Beurteilung einer Behandlungsmethode bildet ihre Wirtschaftlichkeit. Die Osteopathie muss sich schlicht und einfach »rechnen«. Für sie spricht, dass sie ganz ohne Medikamente, Instrumente und Apparate auskommt. Auch ihr präventiver Charakter, also die Behandlung funktioneller Störungen, bevor diese zu Krankheiten ausarten, ist von großem Vorteil. Die Osteopathie könnte zu massiven finanziellen Entlastungen führen, wenn Vorbeugung in unserem Gesundheitssystem an erster Stelle stünde.

Gegenwärtig rechnet sich die Osteopathie für den praktizierenden Arzt nicht. Denn immerhin kann eine sorgfältig durchgeführte, ganzheitliche Behandlung bis zu einer Stunde und länger dauern. Kein Schulmediziner kann es sich leisten, selbst ganzheitlich osteopathisch zu behandeln, zumal auch Krankenkassen auf die Osteopathie immer noch zurückhaltend reagieren. Demzufolge wird ein Arzt kaum die praktische Erfahrung und den Einblick in die Möglichkeiten der Osteopathie erhalten. Lediglich die manipulativen Techniken, schnell und einfach durchzuführen, sind wirtschaftlich tragbar und lassen sich im Praxisalltag problemlos anwenden. Mit der ganzheitlichen osteopathischen Medizin hat die bloße Anwendung manipulativer Techniken jedoch wenig zu tun.

Die Beziehungen zwischen Manueller Medizin und Osteopathie

Auch wenn Wissenschaftlichkeit, Wirksamkeit und Wirtschaftlichkeit je nach Standpunkt zu einem kritischen Urteil führen, verschließt sich die Schulmedizin keineswegs der Osteopathie.

1996 gründeten die Manualmediziner in Deutschland die Deutsche Gesellschaft für Osteopathische Medizin. Die Gesellschaft bietet auf Basis der Ausbildungsinhalte und Strukturen der American Osteopathic Association (AOA) seit

1998 Ärzten eine Fortbildung in osteopathischer Medizin an. Voraussetzung ist eine vorausgegangene Weiterbildung in Manueller Medizin einschließlich einer zweijährigen Berufserfahrung in diesem Bereich. Die Fortbildung selbst erfolgt berufsbegleitend innerhalb von drei Jahren mit 390 Unterrichtsstunden. Auch Physiotherapeuten, die über eine Weiterbildung und zweijährige Berufserfahrung in Manueller Medizin verfügen, werden von der DGOM in delegierbaren Techniken der osteopathischen Therapie fortgebildet.

Im Bereich der Schulmedizin haben sich also die Manualmediziner der Osteopathie geöffnet. Für sie bleibt aber der Nachweis der Wissenschaftlichkeit problematisch. Eine schulmedizinische Osteopathie, die etwa auf das Konzept der primären Respirationsbewegung verzichtet, weil diese bisher nicht wissenschaftlich nachgewiesen werden konnte, wäre zwangsläufig unvollständig.

Was kostet eine osteopathische Behandlung?

Die Honorierung osteopathischer Leistungen ist gegenwärtig kaum geregelt. Krankenkassen zahlen, wenn überhaupt, sehr uneinheitlich. Physiotherapeuten oder Heilpraktiker, die osteopathisch behandeln, unterliegen nicht der Gebührenordnung für Ärzte (GOÄ). Insofern kann der Osteopath meist vom Patienten die ihm angemessen erscheinende Vergütung verlangen. Auf überhöhte Forderungen braucht sich ein Patient aber nicht einzulassen. Denn immerhin erlaubt der Vergleich mit anderen Behandlungsmethoden und deren Vergütung eine ungefähre Einschätzung von dem, was angemessen und was deutlich überhöht erscheint.

Info

Preisvergleich mit anderen therapeutischen Leistungen

Die überwiegende Mehrzahl der gegenwärtig behandelnden Osteopathen sind Physiotherapeuten. Deren physiotherapeutische Leistung wird von den Kassen nach Art der jeweiligen Anwendung pro Zeiteinheit von 20 Minuten abgerechnet. Die Erfahrung zeigt jedoch, dass die einzelnen Anwendungen in einem Halbstundentakt erfolgen.

Auf einen Stundensatz hochgerechnet, schwankt die Vergütung eines Physiotherapeuten zwischen 30 und 40 Euro. Bei einem Privatpatienten wird sich dieser Satz etwas mehr als verdoppeln. Zum Vergleich: Ein Masseur erhält einen Stundensatz von etwa 18,50 Euro, ein Heilpraktiker von etwa 40 Euro.

Die Ausbildung honorieren

Die fundierte Fortbildung zum Osteopathen an einer der vom Verband der Osteopathen Deutschland (VOD) anerkannten Schulen erfolgt berufsbegleitend oder als Vollzeitausbildung innerhalb von mindestens fünf Jahren. Ein Physiotherapeut beispielsweise, der als fertig ausgebildeter Osteopath arbeitet, besitzt also eine eigene dreijährige physiotherapeutische Ausbildung sowie fünf Jahre osteopathische Fortbildung. Das ergibt eine insgesamt achtjährige Ausbildung, die er als osteopathisch fertig ausgebildeter Physiotherapeut aufweisen kann. So betrachtet, erscheint ein Honorar von 80 Euro pro Sitzung (mind. 50 Min.) als angemessen vergütet. Ärzte und Heilpraktiker rechnen nach den jeweils eigenen Gebührenordnungen ab. Für eine Sitzung mit ausführlicher Anamnese, Untersuchung und Behandlung liegen die Kosten zwischen 60 und 150 Euro.

Kostenübernahme durch die Krankenkassen

Seit Inkrafttreten des Versorgungsstrukturgesetzes Anfang 2012 erstatten nun schon über 100 gesetzliche Krankenkassen anteilig die Kosten für Osteopathiebehandlungen. Genauere Informationen dazu finden Sie zum Beispiel unter *www.osteokompass.de/patienteninfo-krankenkassen*. Da Voraussetzungen, Leistungsumfang, Abrechnung und Leistungserbringer jeweils unterschiedlich sind, wenden Sie sich am besten direkt an Ihre Krankenkasse und informieren sich über deren Vertragsbedingungen.

Die unterschiedlichen Ziele der Verbände

Sowohl der Verband der Osteopathen Deutschland (VOD) wie auch die osteopathischen Ärzteverbände bemühen sich um Aufklärung und Kooperation mit den Kassen. Allerdings verfolgen die beiden »Lager« entgegengesetzte Ziele. Während nach Auffassung der osteopathischen Ärzteverbände die Ausübung der Osteopathie als Heilkunde nur Ärzten (und Heilpraktikern) vorbehalten ist, strebt der VOD gemeinsam mit der in 2004 neu gegründeten Bundesarbeitgemeinschaft Osteopathie (BAO) langfristig die Etablierung eines eigenen Berufsstandes an. Für diesen neu geschaffenen Beruf des Osteopathen hätte das den Vorteil, nicht mehr auf Anweisung des Arztes, sondern als eigenständiger Behandelnder ganzheitlich arbeiten zu können.

Wie findet man einen guten Osteopathen?

Einen guten Osteopathen erkennt man erstens an seiner Ausbildung und zweitens an der Art und Weise, wie er osteopathisch behandelt.

Die richtige Ausbildung

Ein in Deutschland ausgebildeter Osteopath sollte seine berufsbegleitende Fortbildung an einer der vom Verband der Osteopathen Deutschland (VOD) anerkannten Schulen absolviert haben. Über die Akademie für Osteopathie in Deutschland (AFO) gewährleistet der VOD die Qualität der Ausbildung. Nach Abschluss der Ausbildung werden diese Therapeuten auf Anfrage benannt. Eine Empfehlungsliste mit Adressen osteopathisch behandelnder Ärzte, Heilpraktiker und Physiotherapeuten hält der VOD bereit (siehe S. 250). Alle Personen auf dieser Liste unterliegen einer Fortbildungspflicht und befinden sich deshalb immer auf dem aktuellen osteopathisch-medizinischen Wissensstand: So betreibt der VOD Qualitätssicherung zum Schutz der Patienten.

Ärzte, die ihre Ausbildung zum Osteopathen durch die Deutsche Gesellschaft für osteopathische Medizin (DGOM e. V.) oder andere osteopathische Ärzteverbände erhalten, werden in einem meist dreijährigen Studium berufsbegleitend unterrichtet.

Das Register der Osteopathen Deutschland

Da die Berufsbezeichnung Osteopath gesetzlich nicht geschützt ist, hat der VOD ein eigenes Register gegründet und diverse Bezeichnungen, die als Abschlüsse für eine fundierte osteopathische Ausbildung gelten, wie beispielsweise D. O. und M. R. O. markenrechtlich schützen lassen. Personen, die eine nach den Kriterien des VOD abgeschlossene osteopathische Ausbildung nachweisen und eine wissenschaftliche These angefertigt haben, erhalten die Berechtigung, die Marke D. O. zu führen und können Mitglied im Register der Osteopathen (M. R. O.) werden. Für den Patienten bildet diese Registermitgliedschaft gegenwärtig den sichersten Beleg für eine qualifizierte, langjährige und ganzheitlich orientierte Ausbildung. Die Zahl der Osteopathen mit abgeschlossener Ausbildung wächst von Jahr zu Jahr.

So kommen Sie an Adressen

Wer einen langjährig und ganzheitlich ausgebildeten Osteopathen sucht, wendet sich am besten an den Verband der Osteopathen Deutschland (VOD). Der Verband verfügt über eine ständig aktualisierte Empfehlungsliste von osteopathisch ganzheitlich behandelnden Ärzten, Heilpraktikern und Physiotherapeuten.

Die Empfehlungsliste kann im Internet unter folgender Adresse abgerufen und ausgedruckt werden:
www.osteopathie.de

Verband der Osteopathen Deutschland e. V.
Untere Albrechtstr. 15
65185 Wiesbaden
Tel. 06 11/5 80 89 75-0
Fax 06 11/5 80 89 75-17
E-Mail: info@osteopathie.de
Internet: www.osteopathie.de

Adressen für benachbarte Länder

Die folgenden osteopathischen Landesverbände sind alle Mitglieder der Europäischen Föderation der Osteopathen (European Federation and Forum for Osteopathy, EFFO). Auf der Website der EFFO können die aktuellen Adressen abgerufen werden unter: www.effo.eu.

Belgien:
Société Belge d'Ostéopathie (S. B. O. – B. V. O.)
Avenue Charles Madoux 59
1160 Auderghem
Fax.: 00 32–25 12 35 89
E-Mail: info@osteopathie.be
www.osteopathie.be

England:
The Institute of Osteopathy
3 Park Terrace
Manor Road
Luton, Bedfordshire, UK, LU1 3HN
Tel.: 00 44–15 82–48 84 55
E-Mail: enquiries@iosteopathy.org
www.osteopathy.org

Frankreich:
Ostéopathes de France
28 Boulevard de la Bastille
75012 Paris
Tel.: 00 33–638 58 46 81
E-Mail: secretariat@osteofrance.com

Griechenland:
Greek Osteopatic Association
Scotiniotis Evangelos (Präsident)
Streit 37–38 – Filothei
GR-15237 Athens
Tel.: 00 30–1-7 22 97 90
E-Mail: v.scotiniotis@gmail.com
www.osteopathy.gr

Italien:
Associazione Diffusione Osteopatia (ADO)
23, Via Magliano Sabina
00199 Roma
Tel.: 00 39–06–86 21 99 89

Luxemburg:
Association Luxembourgeoise des Ostéopathes (A. L. D. O.)
1, Rue des Capucines
L-8043 Strassen
Tel.: 00 35–2-89 99 90
Fax.: 00 35–2-26 88 92 81
E-Mail:info@osteopathie.lu
www.osteopathie.lu

Niederlande:
Nederlandse Vereniging
Voor Osteopathie
Janssoniuseaan 32
NL-3528 AJ Utrecht
Tel.: 0031-3 03 04 00 63
E-Mail: nvo@osteopathie.nl
www.ostheopathie.nl

Österreich:
Österreichische Gesellschaft für Osteopathie (Ö. G. O.)
Erdbergstraße 10/57
1130 Wien
Tel.: 00 43-6 99–11 90 68 87
Fax: 00 43-7 20 53 04 67
E-Mail: office@oego.org
www.oego.org

Portugal:
Associação e Registo dos Osteopatas de Portugal (AROP)
Av. 5 de Outubro, n° 89, 9°
P-1050–050 Lisboa
Tel.: 0 03 51–21–7 80 12 45
Fax: 0 03 51–9 18 11 24 06
E-Mail: generalrop@gmail.com
www.arop.pt

Schweiz:
Fédération Suisse des Ostéopathes (FSO)/
Schweizerischer Verband der Ostheopathen (SVO)
Sekretariat SVO
2 route du Lac
1094 Paudex
Tel.: 0041-58-7 96 33 30
Fax: 0041-58-7 96 33 52
E-Mail: secretariat@fso-svo.ch
www.osteopathes-suisses.ch

Spanien:
Registro de los Osteopatas de España (ROE)
Aptdo. de correos 4017
E-08080 Barcelona
Tel.: 00 34–93–4 33 50 89
E-Mail: correo@osteopatas.org
www.osteopatas.org

Qualitätskriterien bei der Behandlung

Eine qualifizierte Ausbildung allein macht noch keinen fähigen Osteopathen aus. Auch für die Behandlung selbst lassen sich Anhaltspunkte benennen, an denen man einen guten Osteopathen erkennen kann.

Ein osteopathisch behandelnder Therapeut arbeitet – es sei denn, er ist Arzt oder Heilpraktiker – nur auf Privatrezept. Ansonsten greift für Patient und Therapeut im Falle eines Falles der Versicherungsschutz nicht! Darauf muss der Patient achten und der Osteopath unbedingt hinweisen.

Selbstverständlich muss der Osteopath eigenhändig untersuchen und behandeln, denn nur er verfügt über die langjährige Ausbildung und ist in den manuellen Techniken der Osteopathie entsprechend geschult. Ein Mitarbeiter einer osteopathischen Praxis, der selbst über keine langjährige und qualifizierte osteopathische Ausbildung verfügt, kann also nicht osteopathisch behandeln.

Ein ernst zu nehmender Osteopath geht nicht in Vorkasse, stellt keine überhöhten Forderungen, betreibt keine Werbung und macht vor allem keine leeren Versprechungen. Psychische Probleme gehören beispielsweise nicht in sein Behandlungsgebiet. Daher schickt er seinen Patienten weiter, wenn er bei der Anamnese oder Befunderhebung seine fachlichen Grenzen überschritten sieht. Er äußert sich nicht abfällig über Schulmediziner, sondern arbeitet mit Fachärzten und anderen Therapeuten zusammen, sucht in bestimmten Fällen die Kooperation mit ihnen.

Ein verantwortungsvoller Osteopath nimmt den Patienten als Menschen, als Individuum wahr. Er wird deshalb vor allem aufmerksam zuhören und auf den Patienten eingehen, diesem sachlich seinen Befund erläutern und die individuell abgestimmte Therapie mit ihm besprechen. Das kann eine Zeit dauern, die sich der Osteopath auch nimmt. Eine kurze Manipulation ohne umfassende Befunderhebung hat mit Osteopathie nichts zu tun. Oft sind mehrere Behandlungen notwendig, damit sich der Osteopath ein umfassendes Bild vom Patienten machen kann.

Schließlich zeichnet sich ein guter Osteopath durch eine sachliche Gelassenheit aus. Er ist kein Heiler, sondern jemand, der hilft. Der Patient steht im Vordergrund und nicht der behandelnde Osteopath.

WISSEN

Die Osteopathie baut auf wissenschaftlichen schulmedizinischen Grundlagen auf

Die Osteopathie versteht sich als eine ganzheitliche Medizin, die auf soliden, wissenschaftlichen und schulmedizinischen Grundlagen aufbaut. Esoterische oder religiöse Aspekte haben in der Osteopathie nichts verloren.

Osteopathie von A bis Z

Adhärenz

Hier: eine Verklebung, meist aufgrund entzündlicher Prozesse im Bereich der inneren Organe, die die Beweglichkeit des betroffenen Organs einschränkt. Adhärenzen zählen zu den Fixationen.

Akademie für Osteopathie (AFO)

Die AFO vereint verschiedene Osteopathieschulen und dient der Forschung und Weiterentwicklung im Bereich der Osteopathie.

aktiver Test

Test zur Befunderhebung, bei dem der Patient aktiv eine Bewegung ausführt. Der aktive Test zeigt Quantität und Qualität einer Bewegung und mögliche Kompensationen.

allgemeine osteopathische Behandlung (AOB)

Recht umfassende osteopathische Behandlungstechnik, die oft zur Untersuchung eingesetzt wird, um die Beweglichkeit und den Spannungszustand unterschiedlicher Strukturen zu bestimmen. Sie dient auch der Vor- und besonders der Nachbereitung einer osteopathischen Behandlung.

American School of Osteopathy

Name der 1892 von Andrew Taylor Still gegründeten osteopathischen Schule mit Sitz in Kirksville, Missouri. Ihr gegenwärtiger Name lautet Kirksville College of Osteopathic Medicine.

Anamnese

Krankheitsgeschichte eines Patienten. Eine ausführliche Anamnese ist Voraussetzung für eine erfolgreiche Behandlung. Für den Osteopathen zählen auch Kompensationen zur Krankheitsgeschichte. Da der Patient diese nicht immer kennt oder sich an sie erinnert, werden sie manuell ertastet. Die Anamnese reicht so bis in die Untersuchung hinein.

Anatomie

Grundlagenfach der Medizin, das den Bau des menschlichen Organismus zum Inhalt hat. Die Anatomie bildet zusammen mit der Physiologie die wissenschaftliche Basis der Osteopathie.

Anpassungen

Hier: sichtbare Kompensationen, meist des Bewegungsapparates, die Aufschlüsse über sie auslösende Ursachen und mögliche Verletzungsmuster zulassen. Im Rahmen der Befunderhebung sucht der Osteopath auch nach Anpassungen.

Asymmetrien

Hier: oft sichtbare Unterschiede zwischen linker und rechter Körperhälfte. Sind meist auf Kompensationen zurückzuführen und lassen auf mögliche Verletzungsmuster schließen. Im Rahmen der Befunderhebung sucht der Osteopath auch nach Asymmetrien.

Autonomes Nervensystem

siehe vegetatives Nervensystem

BAO

Die in 2004 gegründete Bundesarbeitgemeinschaft Osteopathie (BAO) vereint als Dachgesellschaft zahlreiche osteopathische Einrichtungen und strebt eine einheitliche osteopathische Ausbildung und Prüfung an. Der VOD ist Gründungsmitglied der BAO.

Beckenboden

Der vorwiegend muskulöse Abschluss des Beckenausgangs mit den dazugehörenden Strukturen.

Behandlung

Ziel einer osteopathischen Behandlung ist es, mit manuellen Techniken Bewegungseinschränkungen zu lösen. Diese können sowohl die Funktion wie auch die Struktur betreffen. Dabei stehen nicht einzelne Symptome oder Krankheiten im Vordergrund, sondern der ganze Patient als Individuum. Die osteopathische Behandlung ist eine ganzheitliche Therapie.

Beinerv

Unter den zwölf paarigen Hirnnerven der einzige rein motorische Nerv; er heißt auch XI. Hirnnerv oder Nervus accessorius. Er steuert bestimmte Bereiche der Nacken- und Rückenmuskulatur und kann bei Beeinträchtigung u. a. den »Schiefhals« auslösen.

Bewegungseinschränkung

Kann sowohl Störungen in der Beweglichkeit eines Gelenks bezeichnen wie auch funktionelle Störungen, etwa von inneren Organen. Funktionelle Störungen werden auch als osteopathische Verletzung bezeichnet.

Bewegungskette

Eine Bewegung erfolgt nie einzeln, sondern löst ganze Ketten an Folgebewegungen aus. Störungen einer einzigen Bewegung können sich so auf alle folgenden Bewegungen auswirken.

Bewegungstest

Hier: Test, um Quantität und Qualität einer Bewegung, meist der Gliedmaßen und der Wirbelsäule, festzustellen. Kann aktiv oder passiv erfolgen.

Blockade

Hier: vorübergehende völlige Unbeweglichkeit von Gelenken, entweder infolge eines Traumas oder als Kompensation einer nahegelegenen Überbeweglichkeit.

British School of Osteopathy

Älteste Osteopathie-Schule in Europa; sie wurde von John Martin Littlejohn nach dessen Rückkehr aus den USA 1917 in London gegründet.

Chicago College of Osteopathy

Zweitälteste amerikanische Osteopathie-Schule. Wurde 1900 vom Engländer John Martin Littlejohn, einem Schüler Stills, zusammen mit seinen Geschwistern gegründet.

Chiropraktik

Behandlungsmethode im Bereich der Manuellen Medizin, mit der reversible Funktionsstörungen an Wirbelsäule und Extremitätengelenken therapiert werden, vorwiegend unter Einsatz manipulativer Techniken. Die Chiropraktik ist im 19. Jahrhundert zeitgleich mit der Osteopathie entstanden.

Deutsche Gesellschaft für osteopathische Medizin e.V. (DGOM)

Von der Deutschen Gesellschaft für Manuelle Medizin 1996 gegründet. Ein wesentliches Ziel der DGOM besteht darin, Ärzte, die bereits in Manueller Medizin fortgebildet sind und über entsprechende Berufserfahrung verfügen, in osteopathischer Medizin weiterzubilden.

Diagnose

Hier: Das Erkennen von funktionellen und strukturellen Störungen aufgrund von Anamnese, schulmedizinischen Befunden und einer eingehenden manuellen Untersuchung; sie ist die Voraussetzung für eine individuell abgestimmte osteopathische Behandlung.

D. O.

In den USA steht die Abkürzung für Doctor of Osteopathy. In Deutschland ist D. O.® eine eingetragene Marke, die durch den VOD an Osteopathen vergeben wird, die nach ihrer Ausbildung eine zusätzliche wissenschaftliche Arbeit angefertigt haben.

Direkte Methode

Kennzeichnet eine von zwei Möglichkeiten, bestimmte osteopathische Techniken auszuführen. Bei der direkten Methode wird gegen die Bewegungseinschränkung gearbeitet. So lassen sich verschobene oder unvollständige Bewegungsachsen wiederherstellen. Dabei wird nur die betroffene Struktur selbst behandelt.

Dura mater

Die äußerste der drei Hirnhäute, die das Zentralnervensystem, also Gehirn und Rückenmark, komplett umgeben. Der Abschnitt, der den Rückenmarkskanal auskleidet, wird spinale Dura mater genannt. Die Dura mater verbindet Schädel, Wirbelsäule und Becken zu einer kraniosakralen Einheit. Sie leitet u.a. die primäre Respirationsbewegung unmittelbar an die Schädelknochen weiter, sodass diese am Schädel ertastet werden kann.

Einflüsse

Hier: von innen oder außen einwirkende Faktoren, auf die der Körper reagiert. Einflüsse können sich nach Art, Frequenz, Dauer und Intensität unterscheiden. Funktionelle Störungen oder Schäden an der Struktur sind die Folge von Einflüssen, die der Körper nicht aufnehmen oder abwehren konnte.

Eingeweidenerv

Einer von zwölf paarigen Hirnnerven; er heißt auch X. Hirnnerv oder Nervus vagus. Steuert u.a. den Magen-Darm-Trakt.

Energiezysten

Wird die freie Energiezirkulation im Körper gestört, bilden sich Energiestaus, so genannte Energiezysten. Der Begriff entstammt einem Bereich der Osteopathie, der, wie in der chinesischen Medizin, den Energiefluss im menschlichen Körper behandelt. Auslöser können Unfälle, aber auch psychische Traumen und unverarbeitete Emotionen sein. Energiezysten werden mit den Techniken des Somato-emotional-Release gelöst.

Ergotherapie

Sammelbegriff für unterschiedliche Therapieformen und Aktivitäten zum Erlernen, Wiedererlangen und/oder Erhalten der bestmöglichen Selbstständigkeit im Alltag und im Berufsleben; etwa nach Unfällen oder Krankheiten wie Schlaganfall.

Expir-Phase

Eine von zwei Phasen, die die primäre Respirationsbewegung kennzeichnen. Während der Expir-Phase erfolgt die Resorption der Gehirn-Rückenmark-Flüssigkeit, der Schädel zieht sich seitlich zusammen, Stirn und Hinterhaupt entfernen sich voneinander, paarige Knochen rotieren nach innen, und unpaarige Knochen weisen eine Extension auf. Diese minimalen Bewegungen sind nicht sichtbar und können nur von einem Osteopathen palpiert werden.

Faszien

Bindegewebige Häute, die sämtliche Strukturen umhüllen und gemeinsam eine große Körperfaszie bilden. Faszien können Kraft oder Zug übertragen und Bewegungseinschränkungen speichern. So können Störungen aus einem Bereich übertragen werden und zu Beschwerden in einem anderen Bereich führen. Umgekehrt kann der Osteopath anhand der Spannung einer Faszie zur Ursache zurückfinden, die die Spannung ausgelöst hat.

Fixation

Bewegungseinschränkung eines inneren Organs. Eine funktionelle Fixation bezeichnet eine Bewegungsverminderung oder einen Verlust an Beweglichkeit, wodurch die Funktion des Organs gestört wird. Die Fixation kann sowohl die Richtung der Bewegung betreffen als auch ihr Ausmaß oder ihre zeitliche Abfolge. Eine positionelle Fixation führt zu einer zusätzlichen Lageveränderung des Organs.

Flexion

Hier: Bewegung der unpaarigen Knochen während der Inspir-Phase der primären Respirationsbewegung.

funktionelle Störung

Funktionelle Störungen zeigen sich in Form von Bewegungseinschränkungen, die der Osteopath mit seinen Händen aufspüren und behandeln kann. Die Struktur weist zu diesem Zeitpunkt oft noch keine Veränderung auf. Funktionelle Störungen bezeichnet der Osteopath auch als osteopathische Verletzung.

Ganzheitlichkeit

Hier: Der Organismus bildet eine untrennbare Einheit und ist mehr als die Summe seiner Strukturen. Erst deren harmonisches Zusammenspiel ermöglicht es dem Körper zu funktionieren.

Geburtskanal

Der knöcherne Beckenausgang und die für die Geburt wichtigen Strukturen (u. a. Gebärmutterhals, Beckenboden und Scheide).

Geflechtknochen

Knochenstruktur, die bei Knochenbildung entsteht, im Gegensatz zur ausgehärteten Lamellenstruktur fertiger Knochen. Der Rand einzelner Schädelknochen an den Schädelnähten besteht aus Geflechtknochen: ein Indiz für deren Beweglichkeit und somit auch für die primäre Respirationsbewegung.

Gegenanzeigen

Beschwerdebilder und Umstände, bei denen eine bestimmte Methode nicht angewandt werden darf. Für die Osteopathie sind das schwere Infektionen, Fremdkörper, Gefäßablagerungen und gegebenenfalls traumatisch bedingte strukturelle Schäden.

Gehirn-Rückenmark-Flüssigkeit

oder Liquor (cerebrospinalis). Sie füllt den Raum zwischen Zentralnervensystem und den Hirnhäuten. Sie wird schubweise in den Hirnkammern gebildet und von den Blutbahnen im Gehirn aufgenommen. Die zyklische Neubildung acht- bis vierzehnmal pro Minute ist die Ursache für die primäre Respirationsbewegung.

Gelenk

Verbindungsstelle zweier Strukturen, die Bewegung erlaubt. Der Begriff bezieht sich gemeinhin auf Knochengelenke des Bewegungsapparates; in der Osteopathie wird er auch auf die inneren Organe (»viszerales Gelenk«) angewandt, um deren Beweglichkeit zu charakterisieren.

Genesungsprozess

Hier: Heilungsprozess an einer geschädigten Struktur, der nur dann eintreten kann, wenn Bewegungseinschränkungen, also Funktionsstörungen, behoben und die Versorgung über die Gefäßsysteme ermöglicht wurde, sodass die Selbstheilungskräfte im vollen Umfang aktiv werden können.

Gesamtelastizität

Um einen ersten Überblick zu erhalten, überprüft der Osteopath im Rahmen der manuellen Untersuchung auch die Gesamtelastizität des Patienten. Er sucht also nach Spannungen, Steifigkeiten, verkürzten oder verkrampften Muskeln, die alle die Geschmeidigkeit des Gewebes beeinflussen können und meist Ausdruck vorhandener Kompensationen sind.

Haltungstyp

Hier: Die Haltung des Oberkörpers im Vergleich zum Becken lässt eine Unterscheidung in drei Haltungstypen zu. Idealerweise befindet sich der Kopf über dem Zentrum des Beckens und liegen Schultergürtel und Becken auf einer Ebene. Das Fußgewölbe trägt das komplette Körpergewicht. Beim anterioren Haltungstyp ist der Oberkörper nach vorn geneigt. Der posteriore Haltungstyp trägt den Oberkörper nach hinten geneigt. Anteriore und posteriore Haltungstypen weisen eine ganze Reihe spezifischer Kompensations- und Verletzungsmuster auf.

Heilpraktiker

In Deutschland neben dem Mediziner der einzige Beruf, dem die (eingeschränkte) Ausübung der Heilkunde erlaubt ist. Hierzu benötigt der Heilpraktiker eine behördliche Genehmigung. Die Ausbildung ist gesetzlich nicht festgelegt. Heilpraktiker dürfen u. a. keine Geburtshilfe leisten und keine Geschlechtskrankheiten behandeln.

Heilungsprozess

siehe Genesungsprozess

Hirnhaut
siehe Dura mater

Hirnnerven
Bezeichnung für die zwölf paarigen Nerven, die dem Gehirn entspringen und vorwiegend den Kopf, aber auch den Rumpf versorgen. Symptome und Beschwerden an Sinnesorganen, Verdauung und Muskulatur sind oft auf Beeinträchtigungen der Hirnnerven zurückzuführen.

hyperton
Zu hohe Spannung bzw. erhöhter Druck oder Tonus.

hypoton
Zu wenig Spannung bzw. erniedrigter Druck oder Tonus.

Indikation
oder Heilanzeige: Grund oder Anzeichen, aus dem die Anwendung bestimmter Heilmittel oder Behandlungsmethoden angezeigt erscheint.

indirekte Methode
Kennzeichnet eine von zwei Möglichkeiten, bestimmte osteopathische Techniken auszuführen. Bei der indirekten Methode wird von der Bewegungseinschränkung weg gearbeitet, hin in den Bereich, der frei und leicht beweglich ist.

Individuum

Jeder Patient hat eine eigene Konstitution und Krankheitsgeschichte und seine eigenen Lebensgewohnheiten. Die osteopathische Behandlung ist daher immer auf den Patienten als Individuum abgestimmt und nicht auf dessen Krankheit oder Beschwerden.

Inspir-Phase

Eine von zwei Phasen der primären Respirationsbewegung. Während der Inspir-Phase erfolgt die Produktion der Gehirn-Rückenmark-Flüssigkeit, der Schädel dehnt sich seitlich, Stirn und Hinterhaupt nähern sich einander an, paarige Knochen rotieren nach außen, und unpaarige Knochen zeigen eine Flexion. Diese minimalen Bewegungen sind nicht sichtbar und können nur von einem Osteopathen palpiert werden.

kleines Becken

Der knöcherne Beckenausgang, also die durch Schambein, Beckenschaufeln und Kreuzbein geformte Öffnung im Becken. Bei Frauen ist das kleine Becken naturgemäß größer als bei Männern.

Knochennaht

Übergangsstelle einzelner Schädelknochen. In der Schulmedizin gelten Knochennähte ab einem gewissen Alter als verknöchert und somit als unbeweglich. In der Osteopathie gelten sie als beweglich; nach dieser Auffassung ermöglichen sie die primäre Respirationsbewegung am Schädel.

Kompensation
Der Versuch des Körpers, eine funktionelle Störung auszugleichen, indem eine andere Struktur die beeinträchtigte oder ausgefallene Funktion übernimmt. Die Kompensation erfolgt immer zu Lasten der übernehmenden Struktur.

Körperfaszie
Alle Faszien sind miteinander verbunden und bilden eine große Körperfaszie, die sämtliche Strukturen umhüllt. Siehe auch Faszie.

Körperhaltung
Im Rahmen der Befunderhebung untersucht der Osteopath auch die Körperhaltung. Sie gibt Aufschluss über mögliche Asymmetrien und Kompensationen. Siehe auch Haltungstyp.

kraniosakral
Den Schädel und das zugehörige System von Wirbelsäule und Becken betreffend.

kraniosakrale Flüssigkeit
siehe Gehirn-Rückenmark-Flüssigkeit

Krankheitsgeschichte
siehe Anamnese

Lageanomalie
Bezeichnet die veränderte Lage innerer Organe, die entweder angeboren oder Folge eines Traumas, einer Verhebung (im Sinne von »sich verheben«) oder einer Senkung sein kann.

Lamellenknochen
Struktur ausgehärteter, fertiger Knochen

Laxheit
Mangelnde Gewebespannung

Liquor cerebrospinalis
siehe Gehirn-Rückenmark-Flüssigkeit

Littlejohn, John Martin (1865–1947)
Der aus England in die USA eingewanderte Mediziner war ein Patient Stills. Auf dessen Vorschlag hin lehrte er an der American School of Osteopathy Physiologie und studierte gleichzeitig Osteopathie. Er schloss 1899 sein Studium mit dem Titel des D. O. ab und kehrte 1913 nach England zurück. Littlejohn brachte die Osteopathie nach Europa und gründete 1917 in London die British School of Osteopathy.

Logopädie

Bereich der Medizin, der sich der Diagnose und Therapie von Stimm-, Sprach-, Sprech- und Hörstörungen widmet.

Lymphgefäße

Gefäßsystem für den Transport der Lymphe, teils ohne Wandung. Ebenso wie die Blutgefäße spielen auch die Lymphgefäße eine wichtige Rolle in der Osteopathie. Die Lymphe muss gleichfalls frei zirkulieren können, damit sich die Selbstheilungskräfte voll entfalten können.

Manipulation

Strukturelle Technik zur Behandlung von Gelenken an Wirbelsäule und Extremitäten. Bei der Manipulation wird mit minimaler Kraft und einem vorgegebenen Bewegungsausschlag sehr schnell auf ein Gelenk eingewirkt, um so dessen Beweglichkeit wiederherzustellen.

Manualtherapie

siehe Chiropraktik

manuelle Technik

Behandlungstechnik, die mit den Händen durchgeführt wird. Die in der Chiropraktik und der Osteopathie angewandten Techniken sind manuelle Techniken.

manuelle Untersuchung
Hier: wesentlicher Bestandteil einer osteopathischen Behandlung, gemeinsam mit der Anamnese Voraussetzung für eine individuell abgestimmte Therapie. Ziel der manuellen Untersuchung ist das Aufspüren funktioneller Störungen und Kompensationen.

Masseur
Zur Durchführung der Massage ausgebildeter und befähigter Therapeut. Die Ausbildung umfasst mindestens ein Jahr sowie ein praktisches Jahr. Masseure sind nach den Richtlinien des VOD und der DGOM nicht zur Ausbildung als Osteopath berechtigt.

M. R. O.®
Die Abkürzung steht für Mitglied im Register der Osteopathen und ist eine vom VOD eingetragene und geschützte Marke. Die Marke gilt als höchste Auszeichnung, die der VOD an seine Mitglieder als äußeres Zeichen einer erfolgreichen osteopathischen Ausbildung vergibt.

Mobilisation
Hier: Die Wiederherstellung von eingeschränkten oder verhinderten Bewegungen; sie ist das Ziel einer osteopathischen Behandlung.

Mobilität

Hier: bezeichnet eine von drei Bewegungsformen, die Strukturen ausführen. Die Mobilität kennzeichnet alle Bewegungen, die willentlich vom Zentralnervensystem gesteuert werden.

Motilität

Bezeichnet eine von drei Bewegungsformen, die Strukturen ausführen. Die Motilität kennzeichnet langsame Bewegungen mit schwacher, unsichtbarer Amplitude, die tastbar sind und wahrscheinlich auf die primäre Respirationsbewegung zurückgehen.

Motrizität

Bezeichnet eine von drei Bewegungsformen, die Strukturen ausführen. Die Motrizität kennzeichnet die physiologisch bedingten Bewegungen, die etwa Organe in Ausübung ihrer Funktion durchführen. Sie werden vom vegetativen Nervensystem gesteuert.

Muscle-Energy-Technik

Osteopathische Technik, bei der die Anspannung von Muskeln genutzt wird, um Bewegungseinschränkungen entweder der Muskulatur selbst zu lösen oder die von Strukturen, die in direktem Kontakt mit dem entsprechenden Muskel stehen.

Muskelkette
Da (willentliche) Bewegungen nie einzeln erfolgen, sondern immer ganze Bewegungsketten auslösen, gilt Gleiches für die an diesen Bewegungen beteiligten Muskeln; sie bilden analog zu den Bewegungsketten ganze Muskelketten.

Myofasziale Technik
Osteopathische Technik, mit der Spannungen in den Faszien behandelt werden.

Narbe
Hier: Gewebsveränderungen, die bei einem Heilungsprozess entstehen und eine Bewegungseinschränkung zur Folge haben; hierzu zählen Operationsnarben genauso wie Verklebungen an den inneren Organen.

Neutralpunkt
Während der osteopathischen Behandlung kennzeichnet der Neutralpunkt den Augenblick gespannter Bewegungslosigkeit, in der das behandelte Gewebe verharrt, bevor es die eigene Beweglichkeit wieder aufnimmt.

Notfallmedizin
Bereich der Medizin, der sich der Diagnose und Behandlung lebensbedrohlicher Situationen widmet, meist in der Form der Erstversorgung bei Notfallpatienten.

Organsenkung
siehe Senkung

Organspasmus
Krampfhaftes und länger andauerndes Zusammenziehen eines inneren Organs mit entsprechender Funktionsbeeinträchtigung. Der Organspasmus zählt zu den funktionellen Fixationen.

Osteopath D. O.
In Deutschland eine rechtlich geschützte Wort-Bildmarke. Darf daher nur mit Genehmigung des Markenhalters geführt werden. Markenhalter ist der VOD.

Osteopathie
Ganzheitliche Medizin, die der Diagnose von Bewegungseinschränkungen und deren Behandlung dient. Diagnose und Therapie erfolgen vorwiegend mit spezifischen osteopathischen Techniken, die mit den Händen ausgeführt werden.

osteopathische Verletzung
siehe funktionelle Störung

Palpation
Ausübung osteopathischer Techniken mit den Händen zur Befunderhebung und Behandlung.

passiver Test

Test zur Befunderhebung, bei dem der Therapeut die Bewegung lenkt und der Patient sich passiv verhält. Der passive Test zeigt Quantität und Qualität einer Bewegung und mögliche Kompensationen.

Physiotherapeut

Zur Durchführung physikalischer Therapien ausgebildeter und befähigter Therapeut. Die Ausbildung umfasst drei Jahre inklusive verschiedener Praktika.

primäre Respirationsbewegung

Die Neubildung der Gehirn-Rückenmark-Flüssigkeit (Liquor) in den Hirnkammern acht- bis vierzehnmal in der Minute verursacht Bewegungen, die am Schädel, aber auch an allen anderen Körperstrukturen von einem Osteopathen erspürt werden können. Die primäre Respirationsbewegung bildet ein wichtiges diagnostisches Instrument, mit dem sich Vitalität und mögliche funktionelle und strukturelle Störungen ermitteln lassen. Die primäre Respirationsbewegung ist abhängig von der freien Zirkulation des Liquors und den Beweglichkeiten von Dura mater, den einzelnen Schädelknochen, Wirbelsäule und Becken.

primäre Läsion

Eine primäre Läsion weist die Struktur auf, die im Rahmen der manuellen Untersuchung die höchste Bewegungseinschränkung zeigt.

primäre Ursache

Die ursprüngliche Ursache von Kompensationen, Beschwerden oder Symptomen, die weitere strukturelle Veränderungen, so genannte sekundäre Ursachen, auslöst. Im Rahmen seiner manuellen Untersuchung versucht der Osteopath, die primäre Ursache zu entdecken.

Physiologie

Hier: Grundlagenfach der Medizin, das die Funktion des menschlichen Organismus zum Inhalt hat. Die Physiologie bildet zusammen mit der Anatomie die wissenschaftliche Basis der Osteopathie.

Psyche

Das seelisch-geistige Sein des Menschen in Ergänzung zum körperlichen Sein. Die Osteopathie berücksichtigt die Psyche, doch zählt sie nicht zu ihrem eigentlichen Behandlungsgebiet.

Ptose

siehe Senkung

Qualität

Hier: wesentliches Kriterium bei der Beurteilung von Bewegungseinschränkungen. Bewegungen, die stockend verlaufen oder Schmerzen verursachen, weisen zum Beispiel eine verminderte Qualität auf.

Qualitätssicherung

Ein hohes Anliegen des VOD. Die Qualitätssicherung wird u. a. durch zertifizierte Fortbildungskurse betrieben, die fertig ausgebildete Osteopathen besuchen müssen, um vom VOD als Therapeuten an Patienten weiterempfohlen zu werden.

Quantität

Hier: wesentliches Kriterium bei der Beurteilung von Bewegungseinschränkungen. Bewegungen, die kein volles Bewegungsausmaß erlauben, weisen zum Beispiel eine verminderte Quantität auf.

Reflexbogen

Neuronale Verbindung zwischen Wirbelsäulensegmenten und inneren Organen. So kann etwa ein beeinträchtigter Wirbel Einfluss auf ein inneres Organ ausüben und umgekehrt ein beeinträchtigtes Organ Beschwerden an einem Wirbel verursachen.

Reflexzone

Die Wirbelsäule versorgt über den in ihr verlaufenden Nervenstrang auch die inneren Organe. Weist nun ein Organ Veränderungen auf, kann sich das über einen Reflexweg der Nerven an der Haut oder dem Bindegewebe nahe der Wirbelsäule in Form eines Abbilds, einer Reflexzone, zeigen.

Restriktion

Hier: Bewegungseinschränkung

Schlüsselwirbel

Der fünfte Halswirbel, der vierte Brustwirbel und der dritte Lendenwirbel werden als Schlüsselwirbel bezeichnet, da sie wichtige Drehpunkte für zahlreiche Bewegungsabläufe des Körpers darstellen. Im Rahmen der manuellen Untersuchung gilt ihnen daher besonderes Augenmerk.

Schmerz

Hier: körperliche Empfindung, die durch Schmerzreize lokal ausgelöst und über Nervenbahnen zum Gehirn geführt wird. Der Schmerz weist auf ein Problem hin und warnt den Organismus vor Folgen struktureller Veränderungen.

Schulmedizin

Die an Hochschulen gelehrte und naturwissenschaftlich begründete Heilkunde. In Deutschland zählt die Osteopathie nicht zur Schulmedizin.

sekundäre Ursache

Strukturelle Veränderung, die der ungenügenden Kompensation primärer Ursachen folgt und selbst zum Auslöser von Symptomen werden kann. Siehe auch primäre Ursache.

Selbstheilungskräfte

Die Gesamtheit aller körpereigenen Mechanismen, Reflexe und Prozesse, die einen Organismus aus seinem kranken Zustand zur Gesundung verhelfen.

Senkung (Ptose)

Fußwärts gerichtete, krankheits-, operations- oder altersbedingte Lageveränderung eines inneren Organs. Eine Senkung kann funktionelle Störungen des betroffenen Organs und der umgebenden Strukturen bewirken, Bänder und Faszien unter Spannung setzen und so Beschwerden in anderen Regionen verursachen.

Somato-emotional-Release

Technik aus einem Bereich der Osteopathie, der den Energiefluss im menschlichen Körper berücksichtigt. Mit dieser Technik lassen sich Energiestaus lösen, die körperlich, aber auch seelisch bedingt sein können.

Sphenobasilargelenk

Verbindung zweier Schädelknochen (Keilbein, Hinterhauptbein), der Osteopathen eine gewisse Elastizität zuschreiben und die sie daher als gelenkähnlich bezeichnen. Das Spheno-basilargelenk spielt aufgrund seiner Lage für die Übertragung der primären Respirationsbewegung auf die restlichen Schädelknochen eine wichtige Rolle.

Still, Andrew Taylor (1828–1917)

Begründer der Osteopathie. Der Arzt und Landwirt arbeitete als Chirurg im Sezessionskrieg und verlor später drei seiner Kinder durch eine Epidemie. Das veranlasste ihn, nach einer neuen Medizin zu suchen. Er entwickelte die Osteopathie, mit der er sehr erfolgreich Patienten behandelte. 1892 gründete er die erste osteopathische Schule in Kirksville, Missouri. Zu seinen Schülern zählten später Littlejohn und Sutherland (siehe dort).

Stoffwechsel

Bezeichnet die Gesamtheit aller Prozesse im Körper, bei denen Stoffe aufgenommen, abgebaut, umgewandelt und ausgeschieden werden.

Strain-Counterstrain-Technik

Osteopathische Technik zur Behandlung schmerzhafter Muskeln (und Faszien), die die Beweglichkeit von Gelenken beeinträchtigen. Behandelt wird dabei der so genannte Tenderpunkt, den jeder Muskel oder jede Faszie besitzt.

strukturelle Störung

Veränderung an der Struktur und damit auch Beeinträchtigung der Funktion. Liefert klinische Werte, Patienten mit strukturellen Schäden gelten daher als krank. Strukturelle Störungen werden vorwiegend schulmedizinisch therapiert, die beeinträchtigte Funktion kann meist osteopathisch begleitend gut behandelt werden.

strukturelle Technik

Sammelbegriff für direkte, mobilisierende und manipulierende Techniken, die der Behandlung von Gelenken an Wirbelsäule und Extremitäten dienen.

Sutherland, William Garner (1873–1954)

Einer der bedeutendsten Schüler Stills. Er beschrieb die primäre Respirationsbewegung, ihre Auswirkung auf Schädel, Wirbelsäule, Becken und den restlichen Organismus und erweiterte so die Osteopathie um den kraniosakralen Bereich.

Suturen

Nähte an den Schädelknochen

Symptome

Krankheitszeichen

systemisch

Hier: den gesamten Organismus betreffend

Tenderpunkt
siehe Strain-Counterstrain-Technik

Torsion
Drehung einer Struktur um die Längsachse. Im Zusammenhang mit der Osteopathie: meist traumatisch bedingt oder Folge einer Kompensation.

Trauma
Hier: struktureller Schaden aufgrund eines heftigen, meist plötzlichen Einflusses, den der Körper nicht oder nur ungenügend abwehren konnte.

Überbeweglichkeit
Funktionsstörung, meist strukturell bedingt, etwa aufgrund überdehnter Bänder.

Unwohlsein
Hier: Unspezifisches Unwohlsein kann ein wichtiges Indiz vorhandener funktioneller Störungen sein. Spielt daher bei der Krankheitsgeschichte eine wichtige Rolle.

vegetatives Nervensystem
Größtenteils selbstständig arbeitendes Nervensystem, das sich in Sympathikus und Parasympathikus aufteilt und u. a. die Funktionen der inneren Organe aufeinander abstimmt.

Verklebung
siehe Adhärenz

Verlangsamung
Hier: Bewegungseinschränkung

Verletzungsmuster
Die anteriore oder posteriore Körperhaltung führt zu einer Reihe von haltungstypischen Kompensationen. Dementsprechend können Verletzungen eine Anfälligkeit des Körpers gegenüber typischen Kompensationsschäden aufzeigen. Man spricht dann von Verletzungsmustern.

viszeral
die inneren Organe betreffend

viszerale Technik
Manuelle osteopathische Technik zur Untersuchung und Therapie eines inneren Organs (jeweils spezifisch).

viszerales Gelenk
Auf die inneren Organe angewandter Begriff, um deren Beweglichkeit zu charakterisieren. Anheftungspunkte zu anderen Strukturen (auch anderen Organen) und gemeinsame Gleitflächen kennzeichnen das jeweilige viszerale Gelenk und somit auch dessen Bewegungsrichtungen und Bewegungsausmaße.

Vitalität

Hier: Die Qualität der primären Respirationsbewegung, die der Osteopath palpiert, deutet auf die Vitalität des Patienten, also auf dessen Gesundheitspotenzial, hin.

VOD e.V.

Verband der Osteopathen Deutschland e.V., 1994 mit dem Hauptziel gegründet, für Osteopathen einen eigenen, qualifizierten Berufsstand zu etablieren. Der VOD bemüht sich um eine sachliche und neutrale Aufklärung über die Osteopathie, um eine Qualitätssicherung der nach den Richtlinien des VOD praktizierenden Osteopathen und vermittelt Patienten weiter.

zentrale Schwerkraftlinie

Lot; bei normaler Körperhaltung führt die zentrale Schwerkraftlinie vom Schädel über den fünften Halswirbel durch den dritten Lendenwirbel in das Zentrum des Beckens. Der Verlauf der zentralen Schwerkraftlinie gibt Aufschluss über die Körperhaltung des Patienten (Haltungstyp) und mögliche Kompensationen.

Zertifizierung

Osteopathen, die der VOD auf der eigenen Therapeutenliste empfiehlt, unterliegen der Fortbildungspflicht und müssen vom VOD zertifizierte Fortbildungskurse besuchen. Durch die Teilnahmepflicht der eigenen Mitglieder an diesen zertifizierten Fortbildungskursen betreibt der VOD die von Politik und der Krankenkassen geforderte Qualitätssicherung im Interesse und zum Schutz der Patienten.

Stichwortverzeichnis

Abwehr 74, 77
Adhärenz siehe Verklebungen
Anamnese 98, 111
– bei Kindern 97
– osteopathische 95
Anpassung 99
Arterie 29
Arteriosklerose 29
Asthma 140, 143
– als Stoffwechselstörung 142
– Behandlung des 141
– lymphatisches Abwehrsystem und 142
Atembewegung 51
Atemrhythmus 53
Atmung 37, 42, 59, 85

Bandscheibenvorfall 163
Bandscheibenvorwölbung 163
Befunderhebung 35, 98, 111, 160, 165, 175, 230, 233
Behandlung 17, 19, 35
– allgemeine osteopathische (AOB) 115
– Dauer der 123
– direkte Methode 113
– erste Sitzung 123 f.
– indirekte Methode 114
– kieferorthopädische 138 f.
– kraniosakrale Techniken 120
– Muscle-Energy-Technik 116
– myofasziale Techniken 117 f.
– osteopathische 113, 122
– Qualitätskriterien der 255 ff.
– schulmedizinische 60
– Somato-emotional-Release 121
– Strain-Counterstrain-Technik 117
– strukturelle Techniken 118
– viszerale Techniken 118

– vorbereiten 112
– weitere Termine 124 f.
– Ziel der 38
Beinachse 99
Beschwerden 36, 40, 43, 81, 83, 89, 94, 96
– am Ischiasnerv 165
– in der Schwangerschaft 154 f.
– Körperhaltung und 109
– Nervenbahnen und 32
– Psyche und 43
– Ursache von 109
Betrachtungsweise, ganzheitliche 40, 43
Beweglichkeit 30, 33 f., 46 f., 54, 62, 64, 68, 70 f., 87, 104, 110, 112 f., 165, 172
– eingeschränkte 73
– Funktionsdefizite und 92
– primäre Läsion und 111
– veränderte 83 f., 88
– Verletzungsmuster und 109
Bewegung 14, 46, 102
– funktionelle Störung und 82
– Körperkavitäten und 50
– osteopathische Verletzung und 81
– Qualität der 82, 100
– Quantität der 100
– Schmerzen und 83
– Selbstheilungskräfte und 37
– veränderte 88
– Veränderung der 82
Bewegungsachse 81 f., 118
Bewegungsausmaß 118
Bewegungsausschlag 47, 119
Bewegungseinschränkung siehe Fixation
Bewegungsketten 15
Bewegungsverlust 54
Bewegungsverminderung 54
Blinddarmnarbe 187 f.
Blutkreislauf 27 f.
– Selbstheilungskräfte und 28
Brustkyphose 64

Chiropraktik 225

Darmkolik 62
Diagnostikmühle 164
Dickdarm 164 f., 186, 194

Dorsalkyphose 67
Dreimonatskolik 129
Dünndarm 73, 188, 193
– Gekröse und 73, 188, 194
– Spannung des 193
Dura mater 31, 59
– spinale 150

Einfluss 80
– auf Organismus 77
– externer 78 f.
– interner 78
Eingriff, chirurgischer 96
Embryonalentwicklung 71
Energiezysten 121
Entbindung 152, 155
– strukturelle Störung und 97
Epiphyse 57
Exspir-Phase 58, 70
Extension siehe Exspir-Phase

Faszie 41 f., 48
– Bewegungseinschränkung und 48
– chronische Polyarthritis und 207
– Knochenbruch und 211
– Körperstruktur und 41
– mittleres Keimblatt und 72
– osteopathische Verletzung und 84
– Vernarbungen an 185
Fixation 30, 39, 53 ff., 94
– Auswirkungen der 55
– funktionelle 54, 110
– ligamentäre 54
– muskuläre 54
Flexion siehe Inspir-Phase 58
Fließgleichgewicht 36

Gang 100
Gebärmutter 104
Gefäßsysteme 31, 39 f.
Gehirn 28, 57 f.
Gehirn-Rückenmark-Flüssigkeit 31, 53, 59
Gelenk 33, 46
– Beweglichkeit des 83
– skelettales 52
– viszerales 52 f.
Gelenkrheumatismus 202
Gesamtelastizität 104

Geschwüre 32
Gesundheit 36, 74 ff.
– Gleichgewicht und 37, 75 f.
Gesundung, Selbstheilung und 39
Großhirnrinde 57
Gurtrisiken 180

Halslordose 64 f.
Halswirbel 64 f., 68, 133 f., 176
Halswirbelsäule 104, 174
– Mobilität der 172
Haltungstyp 65
– anteriorer 66, 109
– posteriorer 66 f. , 110
Hepatitis 198 ff.
– B 200
– Begleiterscheinungen einer 201 f.
Herzinfarkt 214 f.
Herzinsuffizienz 29
Herzoperation 215 f.
Heuschnupfen 142
Hinterhauptloch 59
Hörsturz 212
HWS-Lordose 66, 68
Hypertonie 83
Hypophyse 57 f.
Hypothalamus 40, 57 f.

Iliosakralgelenk 165
– Dünndarm und 166
Iliosakralgelenk-Blockade (ISG) 165 ff.
– Überbeweglichkeit und 166
Infektion 90
Inkontinenz 150
Inspir-Phase 58, 70
Ischiasneuralgie 164
Ischiasschmerz 32, 163

Kavität 50
– abdominale 50
Keimblatt 71
– äußeres 71
– inneres 72
– mittleres 72
Kieferfehlstellung 62
Kleinhirn 58
Knochen 32, 45 f.
Knochenbildung 60
– vermehrte 32
Knochengerüst 45

Knochenheilung, verzögerte 211 f.
Knochenmark 45
Knochennaht 56, 140
– Spannungen der 62
Kompensation 85 ff., 107
– funktionelle Störung und 75
– osteopathische Verletzung und 87 f.
– Risiken der 86
Kompensationsschaden 66
Kopfgelenke 104
Kopfschmerz 157
– Fehlbiss und 160 f.
– Körperhaltung und 160
– lang andauernder 159 f.
– Schädelknochen und 162
– Statik und 160
– Traumen und 161f.
– Ursachen für 158 f.
Körperasymmetrie 88
Körperhaltung 64
Krampfadern 32
Krankheit 89 f.
– akute 90
– als funktionelle Störung 91
– chronische 90
Krankheitsbild 89
Krankheitsgeschichte 94, 96
Krankheitsursache 91
Kranznaht 6
Kreislauf 85
Kreuzschmerz 163
– dumpfer 170
– Gebärmutter und 169

Lambdanaht 56
Läsion 111, 114
– primäre 111
– traumatische 170
Lebensgewohnheiten 79
Lebensweise 96
Leber 73, 113, 198
– Beweglichkeit der 202
Leitungsbahnen 31, 39 f.
Lendenlordose 64 f., 69
Liquor cerebrospinalis siehe Gehirn-Rückenmark-Flüssigkeit
Lunge 15, 42, 50, 53, 173
– Darm und 143

Magen 190
– Beweglichkeit des 73

– Elastizität des 192
– Senkung des 192
Manipulation 119
– drei Schritte der 119 f.
Manualtherapie 225
Medizin 22
Menstruationsbeschwerden 149
Milz 73
Mittelhirn 57
Mobilisation 119
Mobilität 67, 82, 94, 102
Mobilitätstest 103
Morbus Bechterew 145, 202 ff.
Motilität 54, 82, 102
Motrizität 82, 102
Muskeln 47
Muskelspasmus 83
Muskulatur 33, 77
– Behandlung der 47

Nackenprobleme 171, 175
Nahrungsmittelunverträglichkeit 142
Narbe 99, 182
– Begriff der 183
– Bewegungseinschränkungen und 188
– Entzündungen und 183
– innere 183
Narkose 96
Nervensystem 132, 196
– autonomes 51 ff.
– peripheres 31
– vegetatives 51
– zentrales 67
Neurodermitis 142
Neutralpunkt 115
Niere 73

Oddi-Sphinkter 193 f.
Ödeme 32
Operationsnarbe 99
Organe, innere 50, 84, 104, 179 f.
Organismus 71, 85
– als Einheit 40
– Dialog mit 111
– gestörte Funktion des 81
Organspasmus 54
Osteopath 18 f.
Osteopathie 8, 10, 16 f., 22, 24 f., 87, 225 f., 231

– als begleitende Therapieform 208
– als Prävention 81, 128
– Ansatz der 14
– Ausbildungsformen 238 f.
– Befunderhebung der 35 f.
– Behandlung der 35 f., 219
– Bewegung und 16, 82
– Bewegungseinschränkung und 39
– Energiefluss und 121
– Funktion, Struktur in 34 f.
– ganzheitlicher Ansatz der 226
– Ganzheitlichkeit und 44
– Gegenanzeigen 233 f.
– Grenzen der 232
– Grundlage der 44
– Grundpfeiler der 27, 34
– Honorierung der 245 f.
– Kompensation und 89
– Konzept der 16
– Krankenkasse und 247
– Kunst der 230
– manuelle Medizin und 244
– Medikamentenabbau und 216
– Parkinson und 218
– Psyche und 43, 79
– Rechtslage und 237
– Rheuma und 206
– Schlaganfall und 213 f.
– Schulmedizin und 22, 24, 26, 230 f., 240
– Schutzimpfungen und 210 f.
– Selbstheilungskräfte und 26, 38 f., 227
– traditionelle 24
– Vorteile der 228
– Wirksamkeit der 242 f.
– Wirtschaftlichkeit der 243 f.
– Wissenschaftlichkeit der 241 f.
– Ziel der 43

Palpation 102, 113, 229
Parasympathikus 28
Parkinson 217
Patientenverhalten, optimales 122
Periost 45, 211
Peristaltik 42, 52 f.
Pfeilnaht 56

Polyarthritis 205
– Behandlung der 205
– chronische 202, 204 ff.
Prolaps siehe Bandscheibenvorfall
Protrusion siehe Bandscheibenvorwölbung
Pulsation 51, 53

Rachitis 145
Reaktionsmuster 124
Reflexzonen 105
Regelschmerzen 149
Respirationsbewegung 104
– primäre 23, 31, 42, 53, 58 ff.
Rheumatismus 202
– Ursache für 203
Rhythmus, kardiovaskulärer 51

Schädelknochen 56, 60, 104
– Asymmetrie der 62
– Beweglichkeit der 60
– primäre Respirationsbewegung und 61, 63, 139
– verschobene 62
Schiefhals 62, 133 ff.
– schulmedizinische Behandlung des 136
– Therapie des 136
Schlaganfall 213
Schleudertrauma 176
– Auswirkungen eines 177
– unkompliziertes 177
Schlüsselwirbel 68, 148
– Beweglichkeit und 112
Schmerzempfinden, subjektives 158
Schock 76 f.
Schreikind 128 ff.
– Ein- und Durchschlafstörungen des 132
– osteopathische Behandlung des 132 f.
Schulmedizin 44, 219-223
– Behandlungsmethode der 90
– Exaktheit in 221
– funktionelle Störung und 91, 223
– Grenzen der 220, 223 f.
– Normwert und 222
Schulterprobleme 171, 175
Schutzimpfungen 209 f.
Schwangerschaft 152 f.

– Kreuzschmerz und 168 f.
– osteopathische Behandlung während 154
– strukturelle Störung und 97
Schwerkraftlinie 99
– zentrale 148
Selbstheilungskräfte 21, 30, 36 ff., 40
– Funktionen der 37
– Zirkulation und 40
Sigmoid 164, 186, 195
Sinnesorgane 56 f.
Skoliose 144 ff.
– idiopathische 62, 145
– Ursache der 145
Sodbrennen 190 f.
Spuckkind 129 ff.
– Ein- und Durchschlafstörungen des 132
– osteopathische Behandlung des 132 f.
Stammhirn 59
Störung 55
– funktionelle 30, 81, 84, 89, 107
– Kompensation und 88
– strukturelle 74
– Symptom und 55
Struktur 34
– Bewegung und 82 f.
– Bewegungsveränderung und 83
– Funktion und 34, 46
– Kompensation und 88
– kompensierende 86
– Krankheit und 74
– Schäden der 80
– Selbstheilungskräfte und 92
Sutur siehe Knochennaht
Sympathikus 28
Symptome 106
System, kraniosakrales 69

Technik, palpatorische 55
Thalamus 57 f.
Tinnitus 212
Trajektorien 46

Überbeweglichkeit 165, 167
Unfall 95, 176, 181 f.
– langfristige Auswirkungen eines 181
Unfallnarbe 99

Unterleibsbeschwerden (Frau) 148 f.
Untersuchung 70
– aktiver Test 101
– auf dem Behandlungstisch 101
– in Bauch- und Seitenlage 105
– in Rückenlage 104
– manuelle 97 ff.
– passiver Test 101
– schmerzlose 106
Ursachenkette 108

Verdauungsprobleme 189
– Sympathikus, Parasympathikus und 196 ff.
Verdauungsystem 198
Verhaltensstörungen (Kinder) 208
– osteopathische Unterstützung bei 209
Verklebungen 54, 122, 150, 160, 182, 184-188, 194 ff., 198
Verlangsamung 113, 147
Verletzung, osteopathische 49, 80, 83, 107
Verletzungsmuster 109
– absteigendes 66
– aufsteigendes 67
Vollnarkose 217

Weichteilrheuma 202, 204
Wirbelsäule 63, 68, 70, 171
– Atemrhythmus und 68
– Bewegungsarten der 67
– Bindegewebe an 105
– Herzrhythmus und 69
– Krümmung der 64 f.
– Peristaltik und 69
– Störungen an 70

Zahnregulierung 137
– Fehlbiss 137, 138
Zentralnervensystem 31, 50, 53, 58 f.
Zwerchfell 50 f., 53, 66, 104, 143, 156, 190, 193, 201, 215
Zwölffingerdarm 152 191 ff., 201

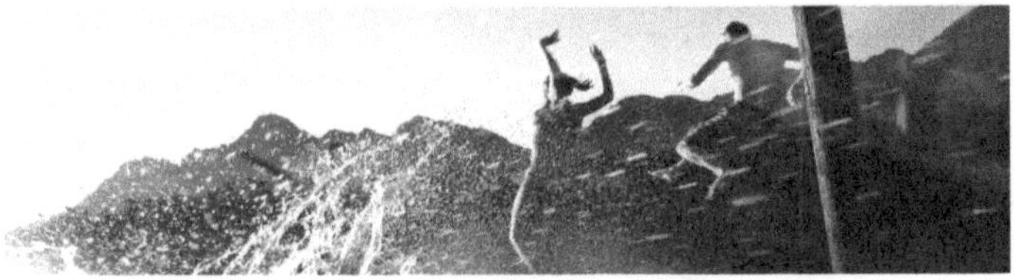